病気にならない！
たまねぎ氷
健康レシピ

村上祥子
料理研究家／管理栄養士

アスコム

「血圧、血糖値が下がった」「メタボが解消した」と
全国から感謝のお便りが殺到!

　ムラカミ式『病気にならない! たまねぎ氷健康法』(アスコム刊)を世に出したのが2012年の10月。
　読者のみなさまからのすごい反響に、ビックリ! うれしい! 感激! の連続です。
　毎日のように、編集部からトピックスがとびこみます。
「全国からお便りが殺到して、ハガキの山に」
「**たった3日で便秘も肌荒れもスッキリ**したそうです」
「**血糖値が下がった、血圧が下がった**という喜びの声もいっぱい」
「書店さんからの**注文電話がひっきりなし**で、きょうは回線がついにパンク!」
「書店のレジ前に、新聞広告の切り抜きを持った**お客さんの列**ができたと報告が」
「**ついに10万部突破**しました!」
「テレビのワイドショーから出演依頼が」「週刊○○から取材の申し込みが」……。

　たまねぎを電子レンジでチンして、ミキサーにかけて凍らせる。1日2個(50g)を、みそ汁、ご飯、カレー、卵焼き、ヨーグルト、紅茶……、いつものおかずやデザート、ドリンクに加えて食べるだけ。
　すっごくカンタンで、ほんのり甘くて上品なコクがあって、どんな料理にもスッと溶けこむ、ムラカミ式たまねぎ氷。
　さらに「**1週間100円以下の安さ**」「**鼻にツ〜ンも、涙ポロポロもナシ**」「**冷凍庫で2か月以上保存できる**」……と、気どらず、やさしく、ムダがありません。

えっ、こんなにラクで安くて便利でおいしくて、その上、体にもいいの!?
　みなさまの歓声を聞くたび、私はうれしくてニコニコしてしまいます。

　そうなんです。**ムラカミ式たまねぎ氷は血管を若返らせ、血液をサラサラにし、血中脂肪を減らし、新陳代謝を高める、魔法の氷**。メタボ、高血圧、糖尿病、高脂血症（高コレステロール血症）、便秘、肌荒れ、むくみ、冷え性、不眠、イライラなどに悩んでいるかたは、一日も早く「論より証拠」を体感してください。

　たとえば通院中の糖尿病患者さんたちに、たまねぎ氷を毎日50gずつ、4週間摂っていただくと、**9割以上のかたの血糖値が下がって「薬より効く!」**という感動の声が続々。これはもう、やったもの勝ちです。

　レシピ集をぜひ作って！という、みなさまの熱いリクエストにお応えして、たっぷり大充実のたまねぎ氷レシピ106品、心をこめて、ここにお届けいたします。

村上祥子

たまねぎ氷のすごい健康効果
～病気にならない！ヒミツ

　たまねぎ氷ビギナーのために、ここで「病気にならない！」ヒミツを、おさらいさせていただきますね。

　オニオン、という英語名のもとはラテン語の「真珠」「オンリーワン」。

　たまねぎは「栄養価が高く、神秘的な薬効を秘めた野菜」として、5千年以上前の古代エジプト時代から、世界中で珍重されてきました。

　ピラミッドを作る人夫さんの腰に、たまねぎがぶら下がっている絵があって、苛酷な労働のエネルギー源だったことがわかります。旧約聖書やアラビアンナイトには、精力剤としてたまねぎが登場します。

　14世紀にヨーロッパでペストが大流行したときは、「たまねぎで感染を防げる」といううわさが広がって、街のあちこちにつるされました。イギリスには「1日1個のたまねぎが医者を遠ざける」ということわざがあります。

　実はそんなにたくさん食べなくても**「毎日1/4個（50g）のたまねぎが万病を遠ざける」**ことを、現代医学が解明しつつあります。

　すごいパワーのもとは、切ると鼻にツーンときて涙をポロポロ流させる、イソアリインなどのイオウ化合物。「**血糖値を下げる**」「**血中脂質、悪玉コレステロールを減らす**」「**疲労回復**」「**神経をなだめる**」「**抗菌**」などの健康効果が見つかっています。

　またたまねぎには、「**血管年齢を10～20歳若返らせる**」「**現在もっとも効果の高い天然の抗がん物質**」と話題のポリフェノール類、ケルセチンも豊富。

　ケルセチンの抗酸化作用はすばらしく、血管を丈夫にしなやかに

して、高血圧や動脈硬化、がんを抑制します。世界の大規模な調査でも、とりわけ胃、食道、大腸などの消化器のがんを抑える作用が高いことがわかっています。アメリカ国立がん研究所は、たまねぎを「抗がん作用のある食品」のトップグループに挙げています。

メタボの予防、改善にも効きます。イオウ化合物とポリフェノール類が力を合わせて余分な脂肪を排出し、新陳代謝を高めてくれるからです。

女性たちの悩みのタネ、**便秘、冷え性、むくみ、肌荒れの改善にも最適**です。腸内を活性化させるビフィズス菌の大好物、オリゴ糖が野菜の中でいちばん豊富。それに食物繊維も加わって、おなかスッキリ。新陳代謝アップとの相乗効果で余分な水分や毒素も排出されて、血行がよくなるので体温もアップ。

また「美肌のアミノ酸」、グルタチオンが、大人ニキビやシワ、くすみからお肌を守ります。

健康に美容にダイエットに、こんなにオールマイティに効く食品はたまねぎだけ。

そしてムラカミ式たまねぎ氷なら、「毎日50gのたまねぎ」をとってもラクにおいしく、食べ続けてもあきることなく、摂ることができるんです！

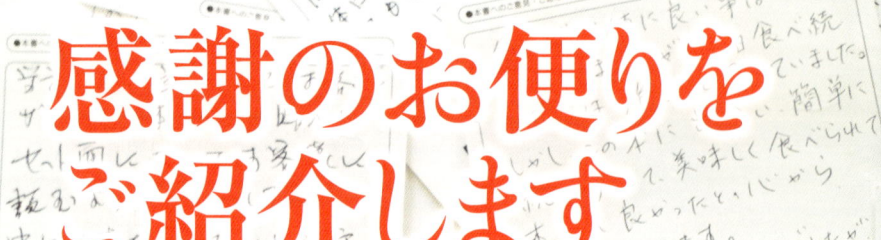

感謝のお便りをご紹介します

前作『病気にならない！たまねぎ氷健康法』の発売以来、全国から感謝のお便りをたくさんいただきました。健康に、ダイエットに、美容に、さまざまな目的でたまねぎ氷を活用し、しかも驚くほどの効果を実感していただけたようです。ここでは、そのほんの一部をご紹介いたします。

糖尿病の友人に自信をもってすすめています!

「10年以上糖尿病で悩んでいました。血糖値のコントロールは大変で、薬に嫌気がさしていましたが、たまねぎ氷健康法をはじめて以来、血糖値が安定しました。同じ糖尿病の友人にすすめたところ、彼女も喜んでいました」(58歳 主婦)

3週間で3kgやせました!

「毎朝、たまねぎ氷をみそ汁に入れて飲んでいます。コクが出て、とてもおいしいですね。はじめて3週間で3kgやせて驚きです」(34歳 会社員)

冷え性が改善しました

「冷え性でしたが、たまねぎ氷を食べると体がポカポカ。体温が上がって、顔色もよくなりました」(39歳 主婦)

高血圧の薬をやめました

「つねに血圧が高めでしたが、たまねぎ氷を摂り入れて以来、血圧が10～20mmHg下がって安定しました。それまで飲んでいた薬もやめることができ、大変感謝しています」（64歳　主婦）

血液検査でオール正常に！

「はじめて2か月ほどで血液検査の数値がオール正常になりました。このような本を出していただき、本当にありがとうございます」（55歳　会社員）

風邪をひかない体質になりました

「すぐに風邪をひきやすい体質でしたが、たまねぎ氷健康法をはじめてから、一度もひきません。免疫力が上がったのでしょうか。これはいい！と思って5冊買い、お友達に配りました」（62歳　主婦）

こんなにカンタンに作れるなんて

「あまり難しいことは考えず、その日のおかずにポンと入れて使っています。何にでも合うのがうれしいですね」（67歳　主婦）

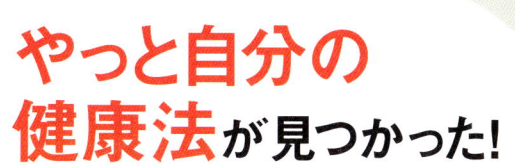

吹き出物が2、3日で消えました

「1年間悩み続けた吹き出物が、たまねぎ氷を食べはじめて2、3日で消えました。便秘も解消して肌もきれいになった気がします」(38歳 主婦)

テレビで話題になっていたので興味津津で……

「テレビで紹介されているのを見て、ビビッときて作ってみました。思ったよりにおいもきつくなく、朝食べても気にならないですね。入れるだけで、お料理の味がぐっと引きしまるので、腕前が上がったように思います」(41歳 主婦)

ホットミルクに入れて飲んでます！

「たまねぎが体にいいことは知っていましたが、このような摂取の仕方があるとは知りませんでした。毎日、ホットミルクに入れて飲むとぐっすり眠れます！」(42歳 主婦)

やっと自分の健康法が見つかった！

「手軽にできて、どんな料理にもマッチ。やっと自分の健康法が見つかりました。これなら続きます」(56歳 主婦)

CONTENTS

「血圧、血糖値が下がった」「メタボが解消した」と
全国から感謝のお便りが殺到！ …………………… 2
たまねぎ氷のすごい健康効果 ………………… 4
感謝のお便りをご紹介します ………………… 6
これが「たまねぎ氷」の作り方
1個25g、1日2個を摂取の目安に！ ………… 16
たまねぎ氷なら続けられる5つの理由 ………… 18
たまねぎ氷質問箱 ……………………………… 19

Part 1 たまねぎ氷 健康ドリンク

1. たまねぎ氷ミルクティー ………………… 22
2. たまねぎ氷ホットミルク ………………… 23
3. たまねぎ氷甘酒 …………………………… 23
4. たまねぎ氷カフェオレ …………………… 23
5. たまねぎ氷ホットレモネード …………… 24
6. たまねぎ氷野菜ジュース ………………… 24
7. たまねぎ氷スイートポテトミルク ……… 25
8. たまねぎ氷ウォームヨーグルト ………… 25
9. たまねぎ氷ウーロン茶 …………………… 26
10. たまねぎ氷ホットミルクココア ………… 27
11. たまねぎ氷オレンジジュース …………… 28
12. たまねぎ氷トマトジュース ……………… 29
13. たまねぎ氷青汁 …………………………… 29
14. たまねぎ氷黒酢黒糖ドリンク …………… 29
15. たまねぎ氷＋スキムミルク＋りんごジュース … 30
16. たまねぎ氷豆乳 …………………………… 30
17. たまねぎ氷スムージィ（りんご、赤パプリカ） … 31
18. たまねぎ氷スムージィ（バナナ、小松菜） … 31

Part 2 たまねぎ氷 万能だれ＆ドレッシング

- 19 フレンチドレッシング ……………………32
- 20 ホットレッドドレッシング ………………32
- 21 明太ドレッシング …………………………32
- 22 クリームドレッシング ……………………33
- 23 イタリアンドレッシング …………………33
- 24 シーザースソースドレッシング …………33
- 25 バーニャカウダソース ……………………33
- 26 タプナードソース …………………………34
- 27 ごまマヨネーズ風ソース …………………34
- 28 梅肉マヨネーズソース ……………………34
- 29 ごまだれ ……………………………………34
- 30 塩糀だれ ……………………………………35
- 31 ピリ辛だれ …………………………………35
- 32 酢みそだれ …………………………………35
- 33 ツブツブ野菜韓国だれ ……………………35
- 34 焼肉たれ ……………………………………36
- 35 天つゆ ………………………………………36
- 36 めんつゆ ……………………………………36
- 37 しょうがみそたれ …………………………36
- 38 ポン酢しょうゆたれ ………………………37

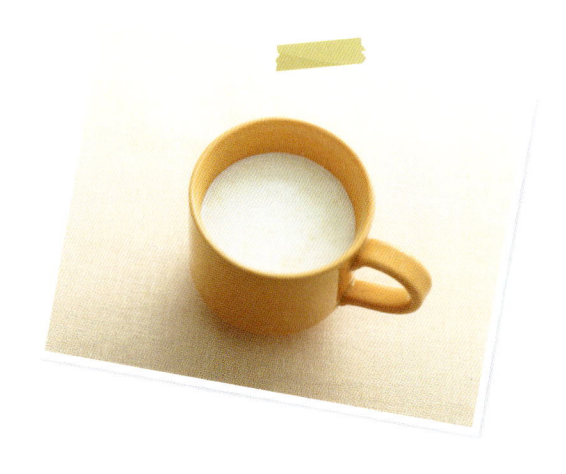

Part 3 たまねぎ氷 スペシャルみそ汁

- *39* 豆腐とわかめのみそ汁 ································ 38
- *40* 油揚げと小松菜のみそ汁 ·························· 39
- *41* 牛肉、じゃがいも、にんじんのみそ汁 ······ 39
- *42* 鶏肉とごぼうのみそ汁 ································ 40
- *43* 豚肉とこんにゃくのみそ汁 ························ 40
- *44* たらと長ねぎのみそ汁 ································ 41
- *45* 厚揚げとしいたけのみそ汁 ························ 41

Part 4 たまねぎ氷 おつまみレシピ

- *46* 辛子明太子のたまねぎ氷あえ ···················· 42
- *47* ミニ韓国のり巻き ·· 44
- *48* りんごと油揚げのマヨたまあえ ················ 45
- *49* 一口たたき ·· 46
- *50* いりこんにゃく ·· 47
- *51* ピザ用チーズとたまねぎ氷をチン ············ 48
- *52* 冷や奴 ·· 49
- *53* キャベツのパリパリサラダ ························ 50
- *54* 納豆わかめ ·· 51

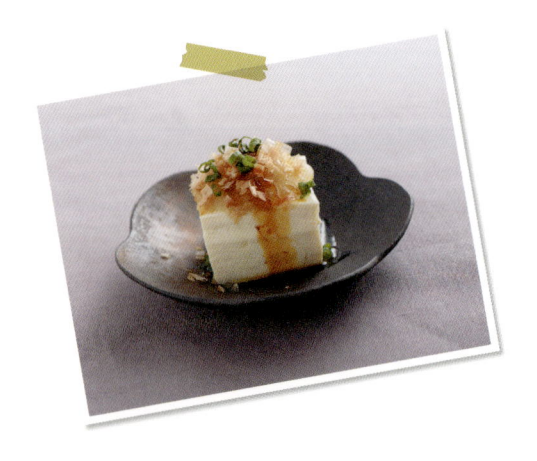

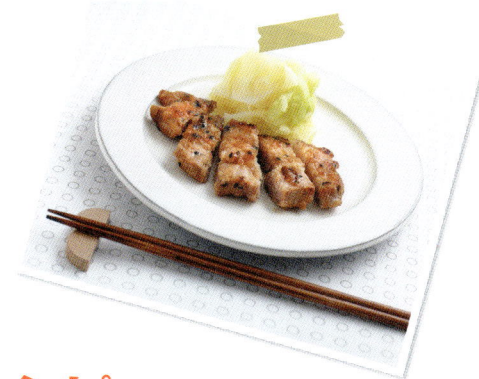

Part 5 たまねぎ氷 体温めレシピ

- *55* 三種ポテトサラダ ……………………… 52
- *56* みそ豚 …………………………………… 54
- *57* 卵かけ納豆ご飯 ………………………… 55
- *58* 五穀おにぎり …………………………… 56
- *59* たまねぎ氷筑前煮 ……………………… 57
- *60* 豚汁 ……………………………………… 58
- *61* 小豆がゆ ………………………………… 59
- *62* 鮭とにらの混ぜご飯 …………………… 60
- *63* クラムチャウダー ……………………… 61

Part 6 たまねぎ氷 超健康レシピ

- *64* ジンジャー入りポタージュ …………… 62
- *65* ちくわとひじきのサラダ ……………… 64
- *66* きのこ炒め ……………………………… 65
- *67* オニオンポテト ………………………… 66
- *68* トマト、オニオン、牛ひき肉のパスタ … 67
- *69* 小松菜のからしじょうゆあえ ………… 68
- *70* もやしのたまねぎ氷あえ ……………… 69
- *71* 鶏肉水炊き風 …………………………… 70
- *72* 砂肝ときくらげのそぼろ ……………… 71

Part 7 たまねぎ氷 血液サラサラレシピ

- 73 いわしのたまねぎ氷二人鍋 …………… 72
- 74 ミートボールのトマト煮 ……………… 74
- 75 ぶりの照り焼き ………………………… 75
- 76 鶏レバにら炒め ………………………… 76
- 77 ホイコウロウ …………………………… 77

Part 8 たまねぎ氷 ダイエットレシピ

- 78 胚芽米と肉野菜炒めの10品目膳 ……… 78
- 79 たまねぎ氷入りでふわっと揚がる天ざる膳 … 80
- 80 洋食屋さん風コーンスープとチキンソテーの低カロ膳 … 83
- 81 えび、卵、ねぎのきれいにやせる膳 …… 85
- 82 鶏肉、青菜の栄養をしっかりいただく和食膳 …… 86
- 83 クイックミートボールカレーとサラダの塩分ひかえめ膳 … 89
- 84 赤い魚、緑の野菜、白い豆腐で、生活習慣病とサヨナラ膳 … 91
- 85 人気のから揚げと茶碗蒸しでおいしくやせる膳 …… 92
- 86 野菜カレーとヨーグルトの毒出し膳 …… 94

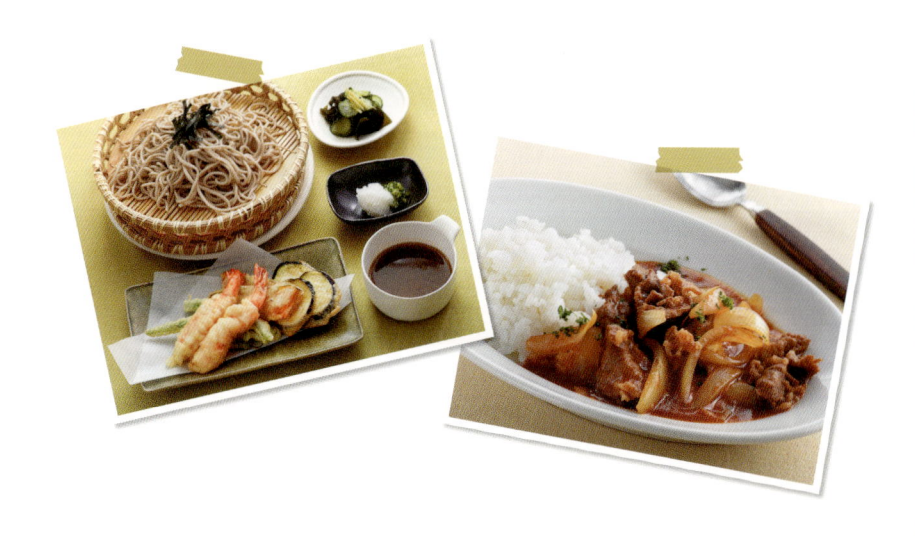

Part 9 たまねぎ氷 肉&魚介レシピ

- 87 焼き肉 ………………………………… 96
- 88 ハンバーグ …………………………… 98
- 89 ビーフコロッケ ……………………… 99
- 90 ハヤシライス ………………………… 100
- 91 すき焼き ……………………………… 101
- 92 トマトえびチリ ……………………… 102
- 93 たらことアスパラのマカロニグラタン … 103
- 94 さばのしょうゆ煮 …………………… 104
- 95 あさり蒸し …………………………… 105
- 96 あじのトマト焼き …………………… 106

Part 10 たまねぎ氷 ご飯&パスタレシピ

- 97 かきめし ……………………………… 108
- 98 ドリア ………………………………… 110
- 99 焼き豚丼 ……………………………… 111
- 100 まぐろのみそたたき丼 ……………… 112
- 101 鶏南蛮ライス ………………………… 113
- 102 オムそば ……………………………… 114
- 103 五目中華汁そば ……………………… 115
- 104 スパゲティ・ミートソース ………… 116
- 105 きのことトマトのパスタ …………… 117
- 106 たまねぎ氷トライフル ……………… 118

あとがき …………… 119

本書のルール
1カップ＝200cc、200ml　大さじ1＝15cc、15ml　小さじ1＝5cc、5ml
※電子レンジは600Wを使用していますが、機種により加熱時間が違ってきます。
　様子を見て使用してください。
※オーブントースターは機種によって加熱時間が違ってきます。
　様子を見て使用してください。
※分量は2人分を基本にしていますが、場合により作りやすい分量で表記しています。

これが「たまねぎ氷」の作り方
1個25g、1日2個を摂取の目安に！

それでは、お待ちかねのレシピです。まずはたまねぎ氷の作り方から。特売など、お買い得のときにたまねぎをまとめ買いして、作りおきしましょう。

● 道具　電子レンジ、ミキサー、製氷皿2～3枚
● 材料　（できあがり分量約1kg、製氷皿2～3枚分）
　　　　たまねぎ…5個（正味1kg）

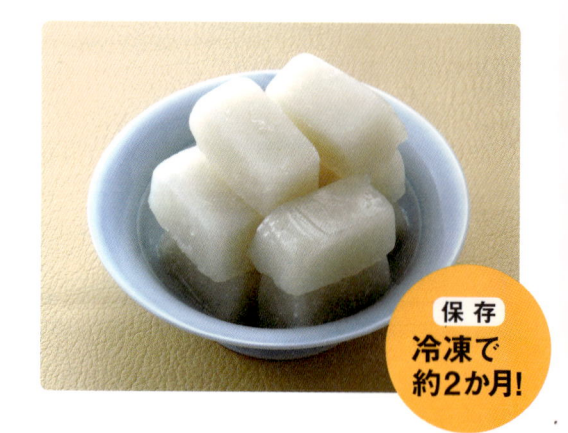

保存　冷凍で約2か月！

[作り方]

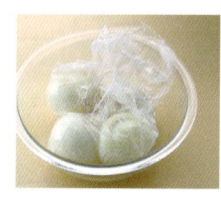

① たまねぎは皮をむき、上側は切り落とし、底の芯を包丁でくり抜く。ポリ袋に入れ、口は閉じずに耐熱皿にのせ、電子レンジ600Wで20分加熱する。
※袋の口を閉じると、破裂するので注意。

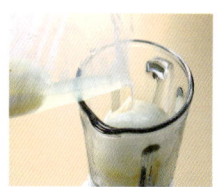

② ①を、ポリ袋にたまった汁ごとミキサーに移し入れる。

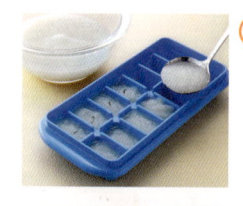

③ 水200mlを加え、ピューレ状になるまで攪拌する。

④ 製氷皿に流し入れ、ラップをかけて冷凍する。

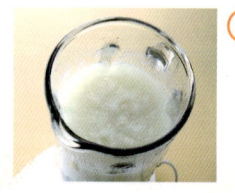

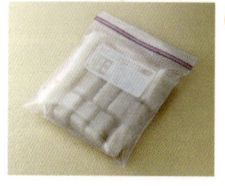

⑤ 凍ったら取り出し、ファスナー付き保存袋に入れて密封し、冷凍保存する。

※③でピューレ状にしたあと凍らせないで冷蔵しても、1週間は保存でき、本書のほとんどのレシピに使えます。

製氷皿の選び方

製氷皿は、本書では1ブロックが約25g（25㎖）になる製氷皿、EBISU ブロックアイストレー"HOW TO"14ブロックのものを使用しています。

たまねぎ氷を作るときには、製氷皿の容量を確認。1ブロックが何gか把握すると「1日50g」の目安がわかります。製氷皿は、100円ショップでも買えます。

たまねぎ氷の3つの使い方

1 そのまま使う

煮ものや汁もの、鍋などには、凍ったまま、煮汁に加えて使います。インスタント食品や冷凍食品などに加えると、栄養バランスをととのえるのに役立ちます。

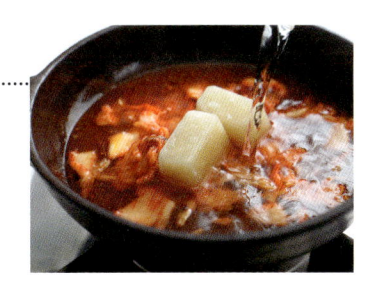

2 解凍して使う

ほかの調味料などと混ぜたり、ソースやドレッシングにする場合は、たまねぎ氷50gにつき、電子レンジ600Wで1分加熱。

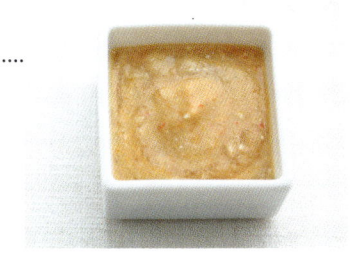

3 半解凍して使う

ドリンクなどにして使う場合は、たまねぎ氷50gにつき、電子レンジ弱または解凍キーで1分加熱して半解凍して使います。

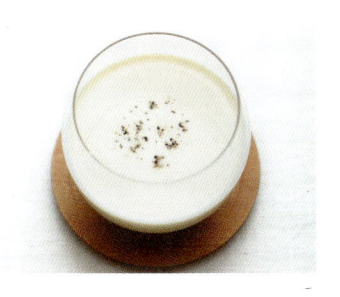

たまねぎ氷なら続けられる 5 つの理由

今まで、いろいろな健康法にチャレンジしたけれどどれも途中で挫折……。でもたまねぎ氷なら続けられる！というお便りが続々。安い、カンタン、おいしい、あきない、効く…知れば知るほどオンリーワンな底力を、まとめてみました。

1週間たったの 100円!

たまねぎの中玉は4個1袋およそ200円。1個50円。健康のために食べたい量は毎日4分の1個（50g）以上なので、1週間に中玉を2個食べる計算。材料費は1週間たったの100円です。特売や直売所でまとめ買いしたら、もっと安くなりますね。

健康パワーは最強レベル、お値段も超リーズナブル。これは最高にうれしい！

カンタンにできる! 冷蔵でもOK

たまねぎ氷は半透明でクセがないので、ドリンクやスープに溶かしたり、ご飯に炊きこんだり、おかずやデザートに入れたり、大活躍。

さらに、加熱によって上品な甘みとうまみが引き出され、料理にコクが加わっておいしい。塩や砂糖は少なめでOK。インスタント食品や缶詰、冷凍食品などに加えると、味がマイルドになり、栄養のバランスがととのいます。

こんなにおいしく、さりげなくて「使える」健康食品は、ほかに見あたりません。

あらゆる料理 に使える!

たまねぎを電子レンジでチンして、ミキサーでピューレ状にして、凍らせる。凍らせるのがめんどうなら、冷蔵保存でも1週間もちます。

どんなに料理が苦手な人も、失敗知らずでラクチンです。

1日たった50g だからあきない!

体にいいことはわかっていても、1日の量が多かったり、同じものをずっと食べ続けるのは大変ですよね。無理して続けるとストレスになって、逆効果。

たまねぎ氷は1日50gでOKだし、料理に入れれば溶けて消えるから「きょうもまたこれを食べなきゃ」というノルマ感がなく、メニューも無限。気楽であきません。

すぐ効く!

朝、たまねぎ氷入りみそ汁を食べたら、午前中にビックリするほどの便通が。寝る前にたまねぎ氷入りホットミルクを飲んだら、久しぶりに熟睡できた…。

ムラカミ式たまねぎ氷健康法は、すぐ効くのが自慢。血糖値や血圧なども、1週間から4週間で9割前後のかたの数値が改善されています。

たまねぎ氷 質問箱

Q たまねぎ氷が生まれたきっかけは？

A　2年ほど前、糖尿病に効く、医学的データのある食材を探していたら、たまねぎが浮上。辛味成分のイソアリイン、抗酸化作用の高いグルタチオン酸、ケルセチンの相乗効果で血糖値が下がることがわかりました。でもたまねぎは刻むと涙が出るし、生は辛い。そこで、丸ごと電子レンジで加熱してミキサーにかけて、凍らせることを発案。糖尿病歴の長いかた数名に、試しに食べていただいたら、全員の血糖値が驚くほど下がり、安定しました。口を揃えて「加熱し、ピューレ状にすることでたまねぎ臭さが消え、甘味が増し、おいしいから続けられる」とほめてくださって、ムラカミ式たまねぎ氷が誕生しました。

Q 1日50ｇの根拠は？

A　病院発の「患者さんにたまねぎを食べ続けてもらったら、糖尿病や高血圧、高脂血症（高コレステロール血症）の数値が改善した」というデータが、数多く報告されています。それを参考に、ムラカミ自身も病院関係者の協力をあおいで実験を重ね、健康効果がはっきり現われて、毎日続けやすい量は1日50ｇ、と確信しました。

Q 食べすぎたらどうなりますか？

A　たまねぎには3大栄養素、多彩なビタミン、ミネラル、食物繊維がバランスよく含まれているので、食べすぎても害はありません。糖尿病や高血圧の患者さんも、たまねぎを多めに食べても大丈夫。イオウ化合物と抗酸化成分の相乗効果で、インスリンが出すぎて低血糖になったり、血圧が下がりすぎたりする心配はありません。

Q たまねぎのどんな成分が、どう効くんですか？

A　①ケルセチン／血管の老化を早める活性酸素を除去し、血管内皮機能を改善。血管年齢を10～20歳若返らせると言われます。腸内にたまった脂肪を取り込んで便と一緒に排泄したり、肥満の予防にも働きます。近年は消化器系のがんの予防効果も注目されています。

②グルタチオン酸／ポリフェノール類の一種。血管内壁につくサビ（中性脂肪）を分解、排泄します。中性脂肪が減れば血液の流れがよくなり、血圧が下がって、動脈硬化を予防。

③イソアリイン／イオウ化合成分。血栓を防ぎ、血中脂質を分解・排泄。血流がよくなってビタミンB1の吸収を高め、新陳代謝を促進。体温が上がり、代謝力がつき、疲労が回復します。

④オリゴ糖／たまねぎの甘味成分。腸で働いて乳酸菌のエサになり、快便に。排泄がスムーズになるとおなかポッコリや吹き出物、ジンマシンが改善され、食物アレルギーや鼻炎、花粉症も軽くなるようです。

たまねぎ氷 質問箱

Q 加熱しても、たまねぎの薬効は変わりませんか?

A 生でも加熱しても、薬効は変わりません。

Q 電子レンジで加熱するときのポリ袋は、どんなものを買えばいいですか?

A スーパーのポリ袋コーナーで、普通のポリ袋を購入してください。厚さ0.03mmあれば申し分なく、0.01mmでもOKです。ポリ袋の耐熱温度は低いもので120℃、高いもので140℃です。たまねぎは野菜で油脂を含んでいないので、電子レンジで20分加熱しても、96℃以上にはなりません。ポリ袋のメーカーや商品名は地域によって多種多様で、どれでも大丈夫です。サイズは、材料が1kgなら27×30cm、500gなら18×27cmサイズです。耐熱性のジッパー付きポリ袋を購入する必要はありません。

Q 血圧が高いのですが、たまねぎ氷入りみそ汁の塩分は気にしなくていいですか?

A たまねぎ氷にコクとうまみがあり、自然に薄味になるので大丈夫です。知り合いの60代の女性で血圧の上が175、下が95前後だったかたに、「野菜たっぷりのみそ汁にたまねぎ氷を朝夕1個ずつ加えて食べてください」とアドバイス。1週間後、家庭用の血圧計で上下とも10以上下がっていて「血圧は下がるし、塩分も自然に控え目になって、得をした気分」と喜んでいました。

Q 電子レンジがない場合は、煮てもいいのですか?

A 煮るとこげるので、蒸し器か圧力鍋を使ってください。どちらも、受け皿の水分ごとミキサーにかけます。
＜蒸し器の場合＞受け皿にのせて、蒸気の上がっている蒸し器に入れて強火で20分蒸す。量の多少は問いません。
＜圧力鍋の場合＞圧力鍋に水2カップを入れ、ふかし板を置く。受け皿にのせたたまねぎを置く。ふたをして強火加熱。圧がかかったら、弱火で5分。火を止める。こちらも量は問いません。

Q 電子レンジ600Wで加熱時間は20分。では、500Wだと何分ですか?

A 500Wなら、時間が2割長い24分になります。

たまねぎ氷 レシピ

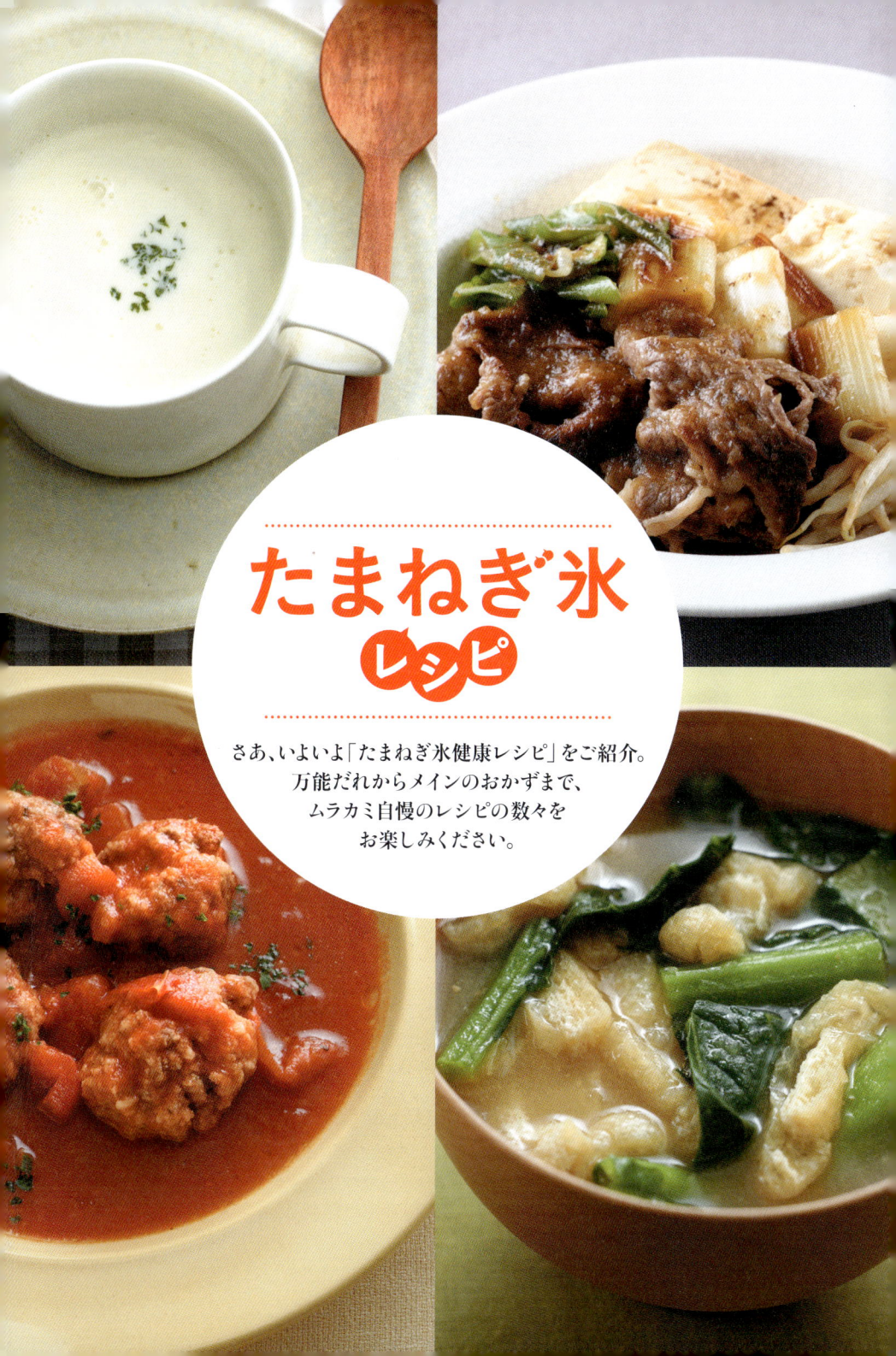

さあ、いよいよ「たまねぎ氷健康レシピ」をご紹介。
万能だれからメインのおかずまで、
ムラカミ自慢のレシピの数々を
お楽しみください。

Part 1 たまねぎ氷 健康ドリンク

いちばん手軽で続けやすい、たまねぎ氷ドリンク。
ホットなら加熱するとき入れる。
アイスなら半解凍して溶かす。ラクラク！

Recipe 1　体温を上げて脂肪を燃やす
たまねぎ氷ミルクティー

材料(1人分)

たまねぎ氷	2個(50g)
水	100ml
ティーバッグ	1個
しょうが(すりおろす)	1/2かけ
牛乳	50ml

作り方

1. マグカップにたまねぎ氷、水、ティーバッグ、しょうがを加え、電子レンジ600Wで4分加熱。
2. ティーバッグを取り出し、牛乳を加えて混ぜる。

54kcal
塩分：0.0g
(1人分)

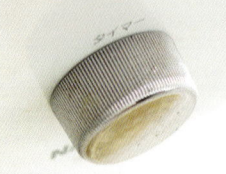

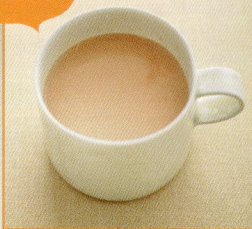

できあがり

22

Recipe 2
心が落ちついて、よく眠れます
たまねぎ氷ホットミルク

材料（1人分）
牛乳‥‥‥‥‥‥‥‥‥‥‥‥ 150㎖
たまねぎ氷‥‥‥‥‥‥‥‥ 1個（25g）

作り方
❶ マグカップに牛乳を注ぎ、たまねぎ氷を加え、電子レンジ600Wで2分加熱。

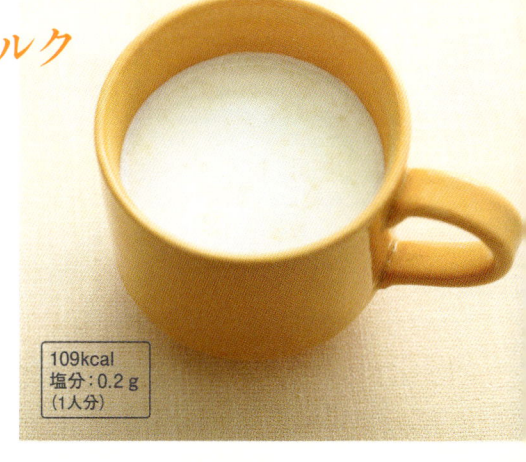

109kcal
塩分：0.2g
（1人分）

Recipe 3
せき、のどにも効く栄養ドリンク
たまねぎ氷甘酒

材料（1人分）
甘酒（ストレート）‥‥‥‥‥ 100㎖
たまねぎ氷‥‥‥‥‥‥‥‥ 1個（25g）

作り方
❶ カップに甘酒を注ぎ、たまねぎ氷を加える。
❷ 電子レンジ600Wで1分30秒、沸騰直前まで温める。

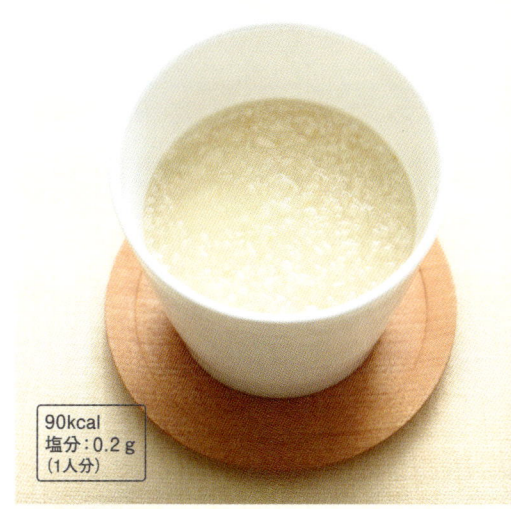

90kcal
塩分：0.2g
（1人分）

Recipe 4
心身と脳がスッキリ目覚める
たまねぎ氷カフェオレ

材料（1人分）
インスタントコーヒー‥‥‥‥ 小さじ1
水‥‥‥‥‥‥‥‥‥‥‥‥‥ 100㎖
たまねぎ氷‥‥‥‥‥‥‥‥ 1個（25g）
牛乳‥‥‥‥‥‥‥‥‥‥‥‥ 50㎖

作り方
❶ マグカップに水を注ぎ、インスタントコーヒーとたまねぎ氷を加え、電子レンジ600Wで2分加熱。
❷ 牛乳を加えて混ぜる。

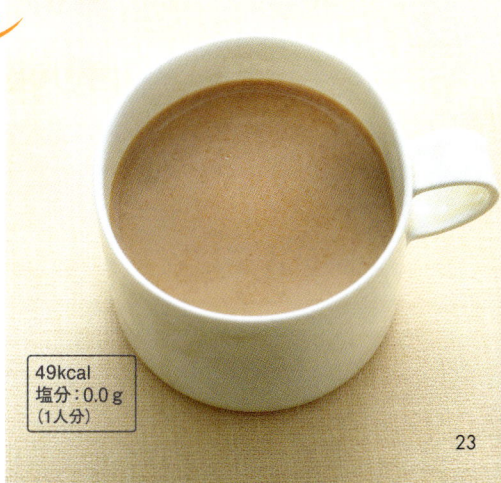

49kcal
塩分：0.0g
（1人分）

Recipe 5 受験生の風邪よけにも最高
たまねぎ氷ホットレモネード

材料(1人分)
- レモン･････････････････････ 1個
- **たまねぎ氷**･･････････････ 1個(25g)
- 水･･････････････････････････ 100mℓ
- はちみつ････････････････････ 小さじ1

作り方
1. レモンは横半分に切り、絞り器で絞る。
2. すべての材料をカップに入れ、電子レンジ600Wで2分加熱する。

42kcal
塩分:0.0g
(1人分)

Recipe 6 ジュースなのに体が芯からポカポカ
たまねぎ氷野菜ジュース

材料(1人分)
- **たまねぎ氷**･･････････････ 1個(25g)
- 野菜ジュース･･･････････････ 200mℓ

作り方
1. マグカップにたまねぎ氷と野菜ジュースを入れて、電子レンジ600Wで2分加熱。

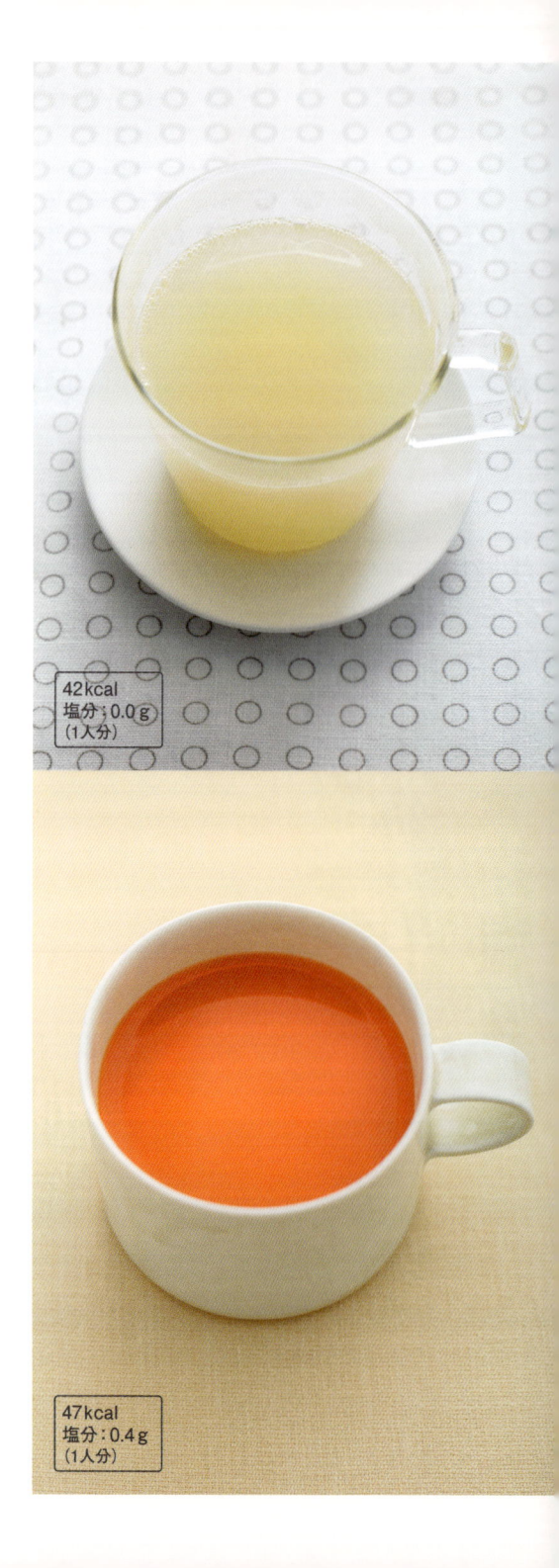

47kcal
塩分:0.4g
(1人分)

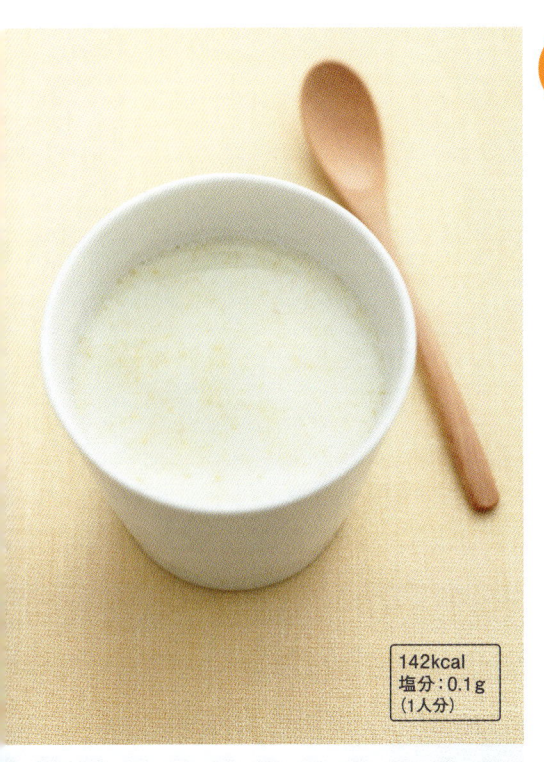

Recipe 7
オドロキの快便効果
お肌もつるつるに

たまねぎ氷
スイートポテトミルク

材料(1人分)

さつまいも(正味) …………… 50g
牛乳 …………………………… 100mℓ
たまねぎ氷 ………………… 1個(25g)
水 ……………………………… 大さじ2

作り方

① 皮をむいたさつまいもを2つに切ってマグカップに入れ、水を加える。
② ふんわりとラップをし、電子レンジ600Wで1分加熱。さつまいもがやわらかくなったら、電子レンジから取り出す。
③ 湯をきってフォークでつぶす。牛乳とたまねぎ氷を加え、電子レンジ600Wで2分加熱。

142kcal
塩分:0.1g
(1人分)

Recipe 8
イライラがしずまる
頭痛がやわらぐ

たまねぎ氷
ウォームヨーグルト

材料(1人分)

飲むヨーグルト ……………… 150mℓ
たまねぎ氷 ………………… 1個(25g)

作り方

① マグカップに飲むヨーグルトを注ぎ、たまねぎ氷を加え、電子レンジ600Wで2分加熱。

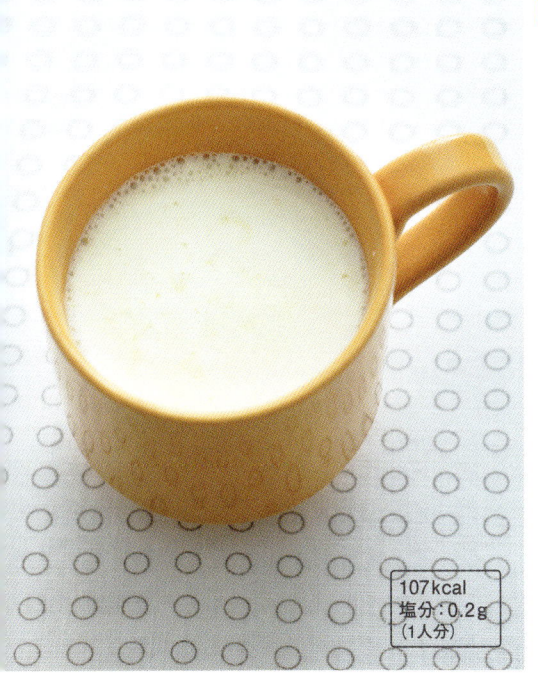

107kcal
塩分:0.2g
(1人分)

Recipe 9 とろ～りとした、新感覚のウーロン茶
たまねぎ氷ウーロン茶

9kcal
塩分：0.0g
（1人分）

材料（2人分）
- ウーロン茶（市販品） …… 200㎖
- **たまねぎ氷** …… 2個（50g）

作り方
1. 耐熱容器にウーロン茶を注ぎ、電子レンジ600Wで2分加熱して温める。
2. 湯呑み2つに注ぎ、たまねぎ氷をそれぞれに加える。

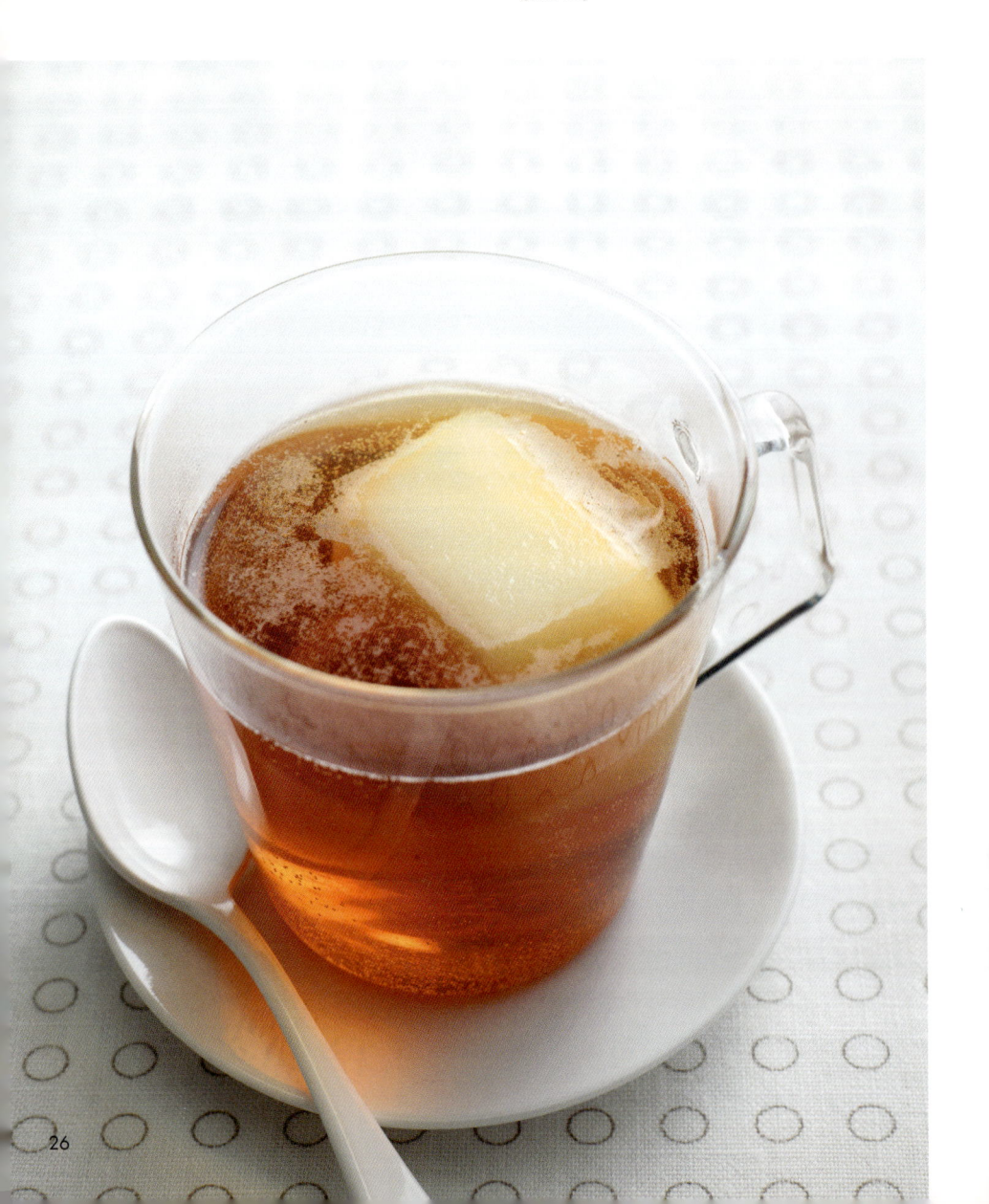

Recipe 10

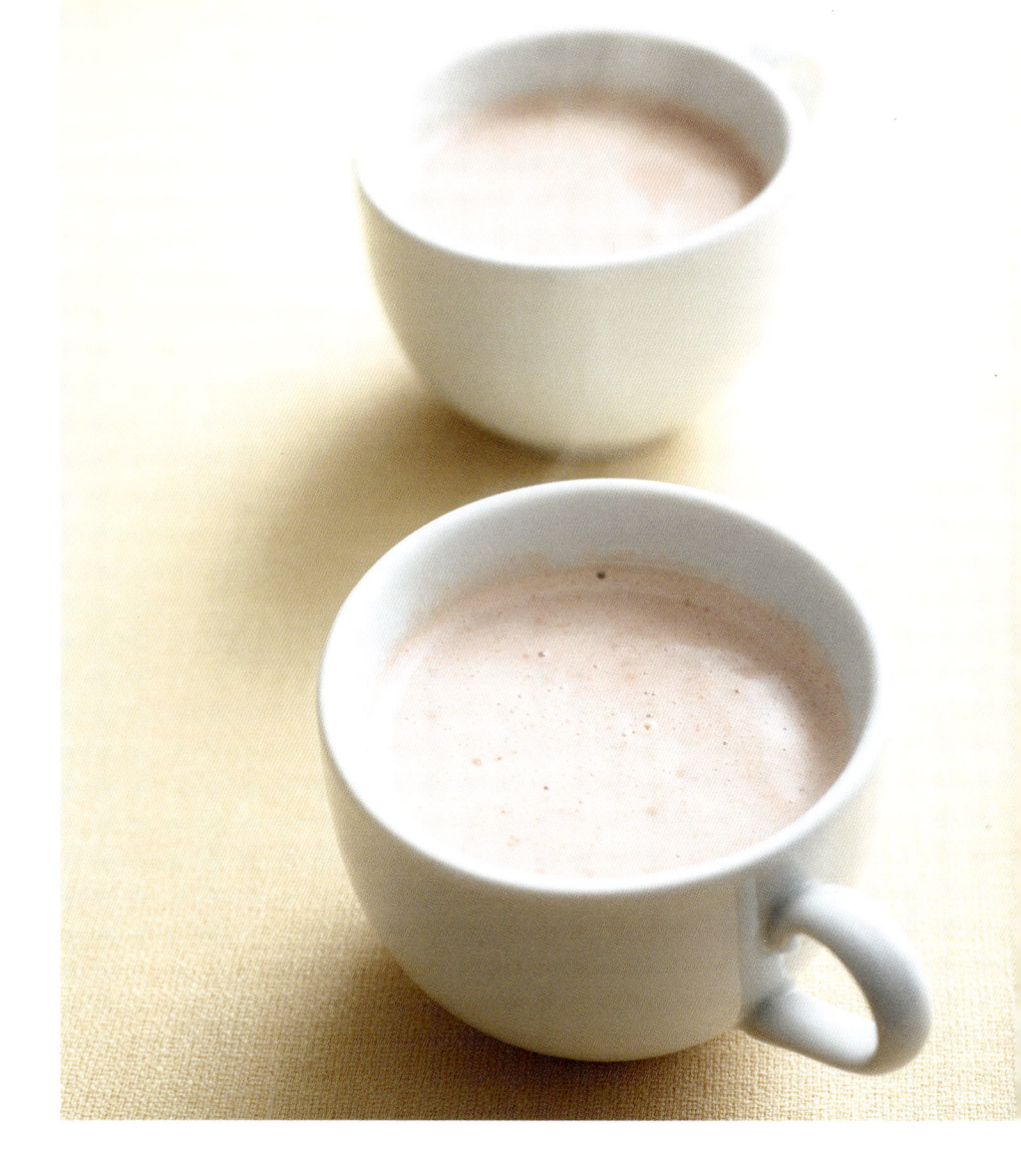

ほ〜っとなごむ、ポリフェノールに癒される
たまねぎ氷ホットミルクココア

81kcal
塩分：0.1g
（1人分）

材料（2人分）
牛乳……………………………… 200㎖
ココア…………………………… 小さじ2
たまねぎ氷……………………… 2個（50g）

作り方
❶ 鍋に牛乳を注ぎ、ココアとたまねぎ氷を加え、火にかける。
❷ 絶えず混ぜながら、たまねぎ氷が溶けるまで加熱。
❸ 沸騰直前に火を止める。

Recipe 11 たまねぎ氷オレンジジュース

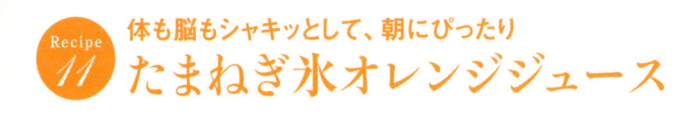

体も脳もシャキッとして、朝にぴったり

65kcal
塩分：0.0g
（1人分）

材料（1人分）
たまねぎ氷（解凍。P17参照）
　………………………… 2個（50g）
オレンジジュース ……………… 100mℓ

作り方
① グラスにたまねぎ氷を入れ、オレンジジュースを注いで混ぜる。

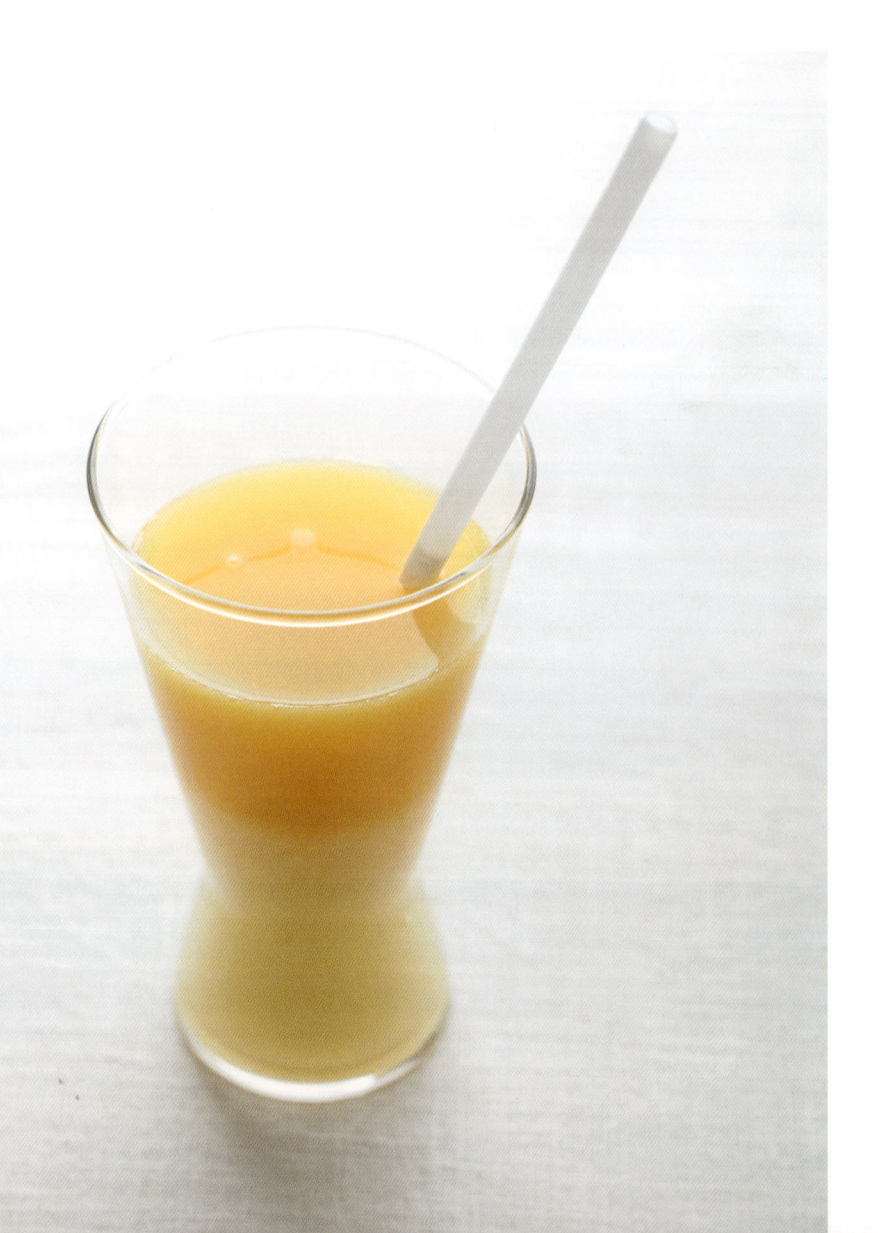

Recipe 12 塩分摂りすぎ、飲みすぎの毒を消す
たまねぎ氷トマトジュース

材料(1人分)
たまねぎ氷(解凍。P17参照)
……………………………… 1個(25g)
トマトジュース ………………… 100ml

作り方
① グラスにたまねぎ氷とトマトジュースを入れて混ぜる。

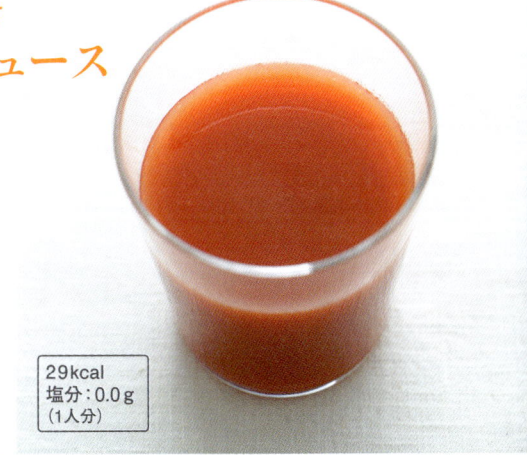

29kcal
塩分:0.0g
(1人分)

Recipe 13 新陳代謝をよくして、今度こそやせる
たまねぎ氷青汁

材料(1人分)
たまねぎ氷(解凍。P17参照)
……………………………… 2個(50g)
青汁(粉末)………………… 小さじ1/2
冷水…………………………… 100ml

作り方
① グラスにすべての材料を入れて混ぜる。

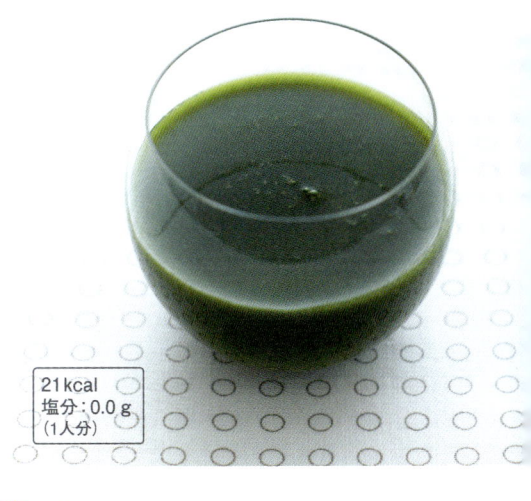

21kcal
塩分:0.0g
(1人分)

Recipe 14 疲れきったときの、回復ドリンク
たまねぎ氷黒酢黒糖ドリンク

材料(1人分)
たまねぎ氷(解凍。P17参照)
……………………………… 2個(50g)
黒酢…………………………… 大さじ2
黒糖(粉末)………………… 大さじ1(9g)

作り方
① グラスにたまねぎ氷、黒酢、黒糖を入れて混ぜる。
② スプーンですくっていただく。

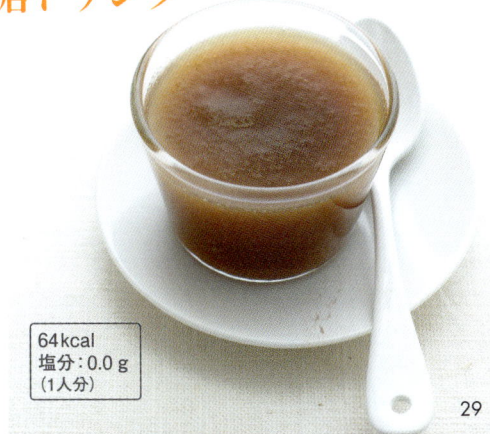

64kcal
塩分:0.0g
(1人分)

Recipe 15　くすみがとれ、つやめく美肌カクテル
たまねぎ氷+スキムミルク+りんごジュース

材料(1人分)

たまねぎ氷（解凍。P17参照）
……………………… 2個（50g）
スキムミルク ……………… 大さじ3
りんごジュース ………………50㎖

作り方

① グラスにすべての材料を入れて混ぜる。

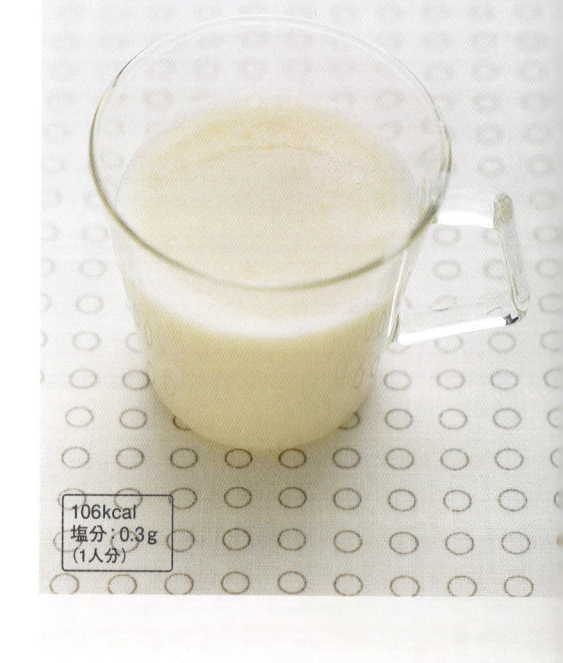

106kcal
塩分：0.3g
（1人分）

Recipe 16　ほんのり甘くて飲みやすい
たまねぎ氷豆乳

材料(1人分)

たまねぎ氷（解凍。P17参照）
……………………… 1個（25g）
豆乳…………………………… 100㎖

作り方

① グラスに、たまねぎ氷と豆乳を入れて混ぜる。黒ごま（分量外）を入れる。

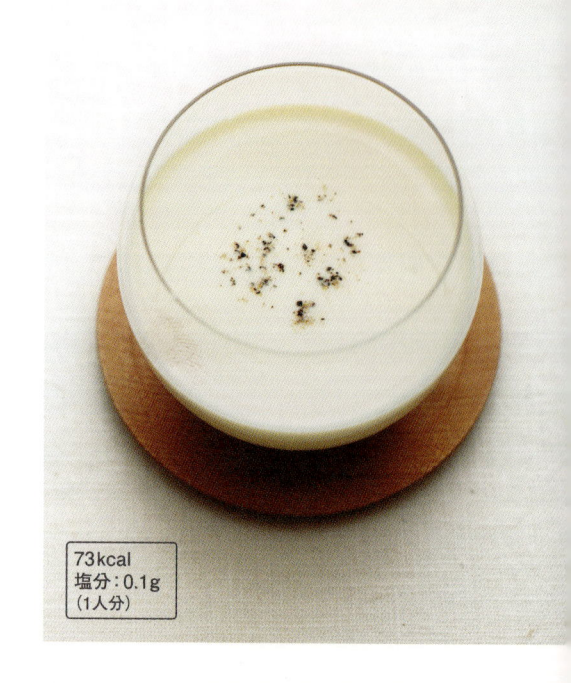

73kcal
塩分：0.1g
（1人分）

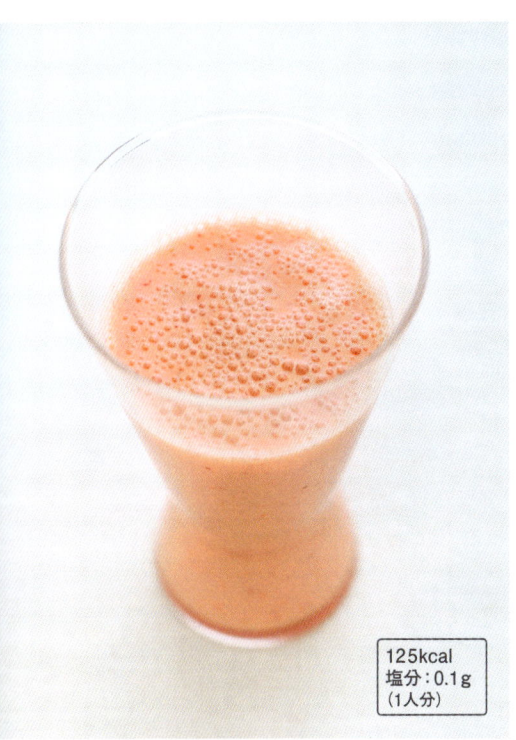

Recipe 17 老化を防ぐ、ポリフェノールの宝庫
たまねぎ氷スムージィ（りんご、赤パプリカ）

材料(1人分)
たまねぎ氷（解凍。P17参照）
……………………………… 2個（50g）
りんご…………………………………… 50g
赤パプリカ……………………………… 50g
飲むヨーグルト ……………………… 100mℓ

作り方
1. りんごは芯を除き、一口大に切る。パプリカは種を除き、一口大に切る。
2. ミキサーにりんご、パプリカを入れ、たまねぎ氷を加え、飲むヨーグルトを注いで回す。

125kcal
塩分：0.1g
(1人分)

Recipe 18 栄養バランスがパーフェクト！
たまねぎ氷スムージィ（バナナ、小松菜）

材料(1人分)
たまねぎ氷（解凍。P17参照）
……………………………… 2個（50g）
バナナ…………………………………… 50g
小松菜…………………………………… 50g
豆乳……………………………………… 100mℓ

作り方
1. バナナは皮をむき、一口大に切る。小松菜は3cm長さに切る。
2. すべての材料をミキサーにかける。

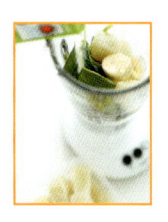

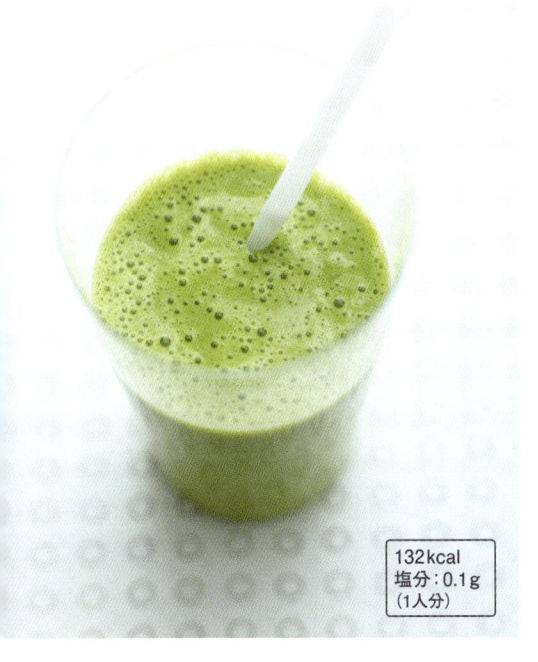

132kcal
塩分：0.1g
(1人分)

Part 2 たまねぎ氷 万能だれ&ドレッシング

たまねぎ氷入りの
たれ・ドレッシングは、
びっくりするほど塩分が少ないのに
しっかり素材を引き立てます。

Recipe 19 あれこれ使える、重宝な定番
フレンチドレッシング

材料（できあがり190mℓ）
- たまねぎ氷（解凍。P17参照）……………4個（100g）
- 酢………………………………大さじ2
- 塩………………………………小さじ1/2
- こしょう………………………少々
- 水………………………………60mℓ

作り方
① ボウルにすべての材料を入れ、塩が溶けて白濁するまで泡立て器で混ぜる。
※ 密閉容器に入れ、冷蔵で1か月保存可。

4kcal
塩分：0.2g
（大さじ1あたり）

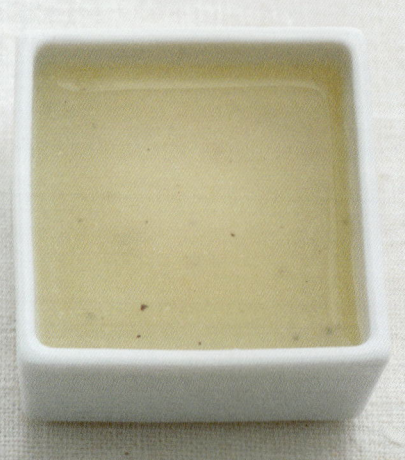

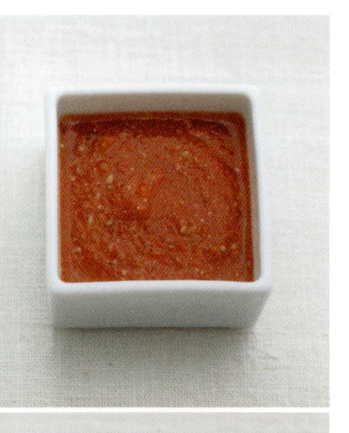

Recipe 20 ピリっと辛くて食欲をそそる
ホットレッドドレッシング

13kcal
塩分：0.1g
（大さじ1あたり）

材料（できあがり190mℓ）
たまねぎ氷（解凍。P17参照）…4個（100g）／酢…30mℓ／酒…30mℓ／にんにく（みじん切り）…小さじ1/2／すりごま（白）…大さじ1／しょうが（すりおろし）…小さじ1／一味唐辛子…小さじ2／パプリカ（粉）…小さじ1／塩…小さじ1/6／こしょう…少々

作り方
① ボウルにすべての材料を入れ、なめらかになるまで泡立て器で混ぜる。
※ 密閉容器に入れ、冷蔵で1か月保存可。

Recipe 21 海鮮&海藻サラダにもおすすめ
明太ドレッシング

7kcal
塩分：0.2g
（大さじ1あたり）

材料（できあがり200mℓ）
たまねぎ氷（解凍。P17参照）…4個（100g）／辛子明太子（ほぐす）…30g／酢…50mℓ／水…60mℓ／塩…小さじ1/6／こしょう…少々

作り方
① ボウルにすべての材料を入れ、なめらかになるまで泡立て器で混ぜる。
※ 密閉容器に入れ、冷蔵で2週間保存可。

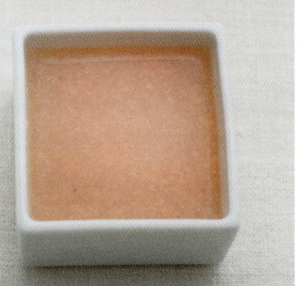

Recipe 22 クリームドレッシング
蒸したおいも、根菜にトロリとかけて

32kcal
塩分：0.3g
(大さじ1あたり)

材料（できあがり190ml）
たまねぎ氷（解凍。P17参照）…4個（100g）／コーヒー用粉末クリーム…大さじ4／酢…大さじ2／サラダ油…大さじ2／塩…小さじ1/2／こしょう…少々

作り方
① ボウルに材料をすべて合わせ、塩が溶けるまで混ぜる。
※ 密閉容器に入れ、冷蔵で2週間保存可。

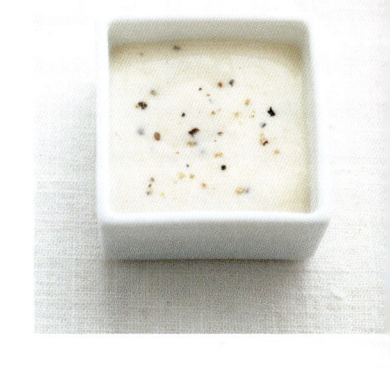

Recipe 23 イタリアンドレッシング
パスタ、ブロッコリー、蒸しなすにバッチリ

30kcal
塩分：0.1g
(大さじ1あたり)

材料（できあがり160ml）
たまねぎ氷（解凍。P17参照）…4個（100g）／パセリ（みじん切り）…20g／にんにく（みじん切り）…1かけ／粉チーズ…10g／オリーブ油…大さじ2

作り方
① 材料をすべて合わせる。
※ 密閉容器に入れ、冷蔵で2週間保存可。

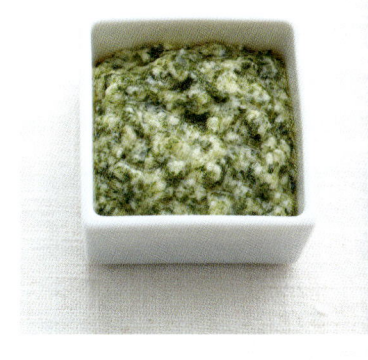

Recipe 24 シーザースソースドレッシング
腸が活気づくカレーヨーグルト風味

9kcal
塩分：0.1g
(大さじ1あたり)

材料（できあがり130ml）
たまねぎ氷（解凍。P17参照）…4個（100g）／プレーンヨーグルト…大さじ2／しょうゆ…小さじ1／豆板醤…小さじ1/2／カレー粉…小さじ1/2

作り方
① 材料を混ぜ合わせる。
※ 密閉容器に入れ、冷蔵で2週間保存可。

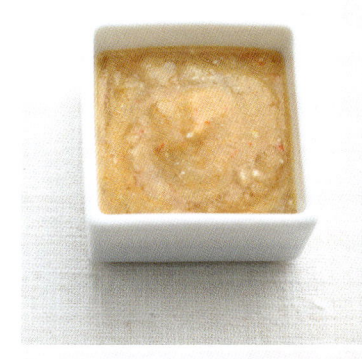

Recipe 25 バーニャカウダソース
野菜スティックのディップに

80kcal
塩分：0.4g
(大さじ1あたり)

材料（できあがり275ml）
たまねぎ氷（解凍。P17参照）…4個（100g）／にんにく…100g／オリーブ油…130ml／アンチョビ・ペースト…45g

※ 密閉容器に入れ、冷蔵で2週間保存可。

作り方
① ミキサーににんにくとオリーブ油を入れ、ペースト状になるまで回す。
② アンチョビ・ペーストとたまねぎ氷を加え、耐熱ボウルに入れ、ふんわりとラップをし、電子レンジ600Wで3分加熱。

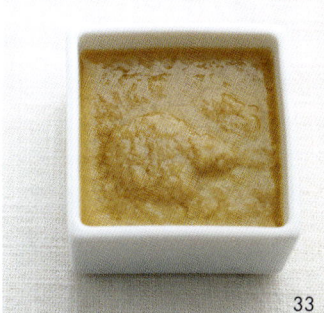

17kcal
塩分：0.1g
（大さじ1あたり）

41kcal
塩分：0.6g
（大さじ1あたり）

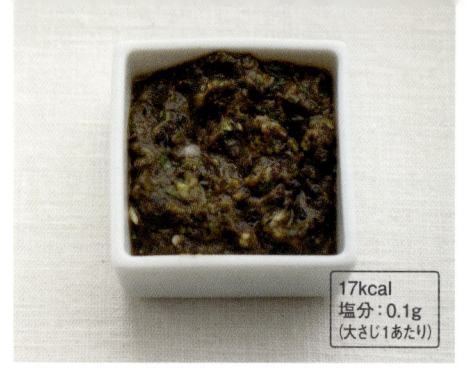

Recipe 26 蒸した魚と相性のいい南仏のソース
タプナードソース

材料（できあがり220ml）
たまねぎ氷（解凍。P17参照）…4個（100g）／ブラックオリーブ（種抜き）…75g／香菜…30g（3cm長さ切り）／にんにく（薄切り）…1かけ／オリーブ油…大さじ1／しょう…小さじ1/4

作り方
① フードプロセッサーに材料を入れ、ペースト状になるまで回す。
※ 密閉容器に入れ、冷蔵で1か月保存可。

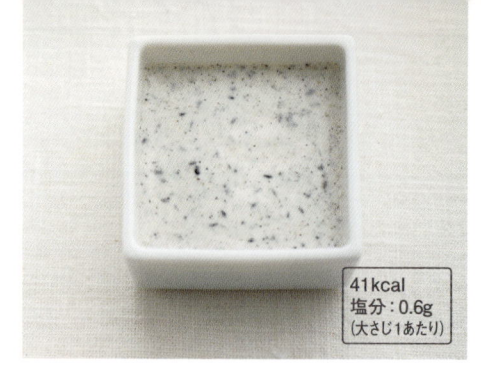

Recipe 27 温野菜が、いくらでも食べられる
ごまマヨネーズ風ソース

材料（できあがり180ml）
たまねぎ氷（解凍。P17参照）…4個（100g）／マヨネーズ…50g／すりごま（黒）…大さじ1／いりごま（黒）…大さじ1／塩…小さじ1

作り方
① 材料を混ぜ合わせる。
※ 密閉容器に入れ、冷蔵で2週間保存可。

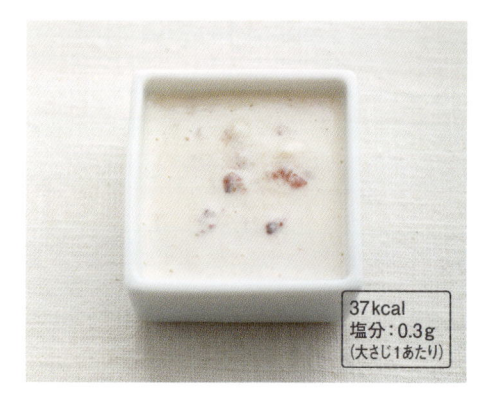

37kcal
塩分：0.3g
（大さじ1あたり）

27kcal
塩分：1.1g
（大さじ1あたり）

Recipe 28 蒸し鶏やツナとの相性もいい
梅肉マヨネーズソース

材料（できあがり160ml）
たまねぎ氷（解凍。P17参照）…4個（100g）／マヨネーズ…50g／梅肉（種をはずした梅干しをたたくかすりつぶす）…10g

作り方
① 材料を混ぜ合わせる。
※ 密閉容器に入れ、冷蔵で1週間保存可。

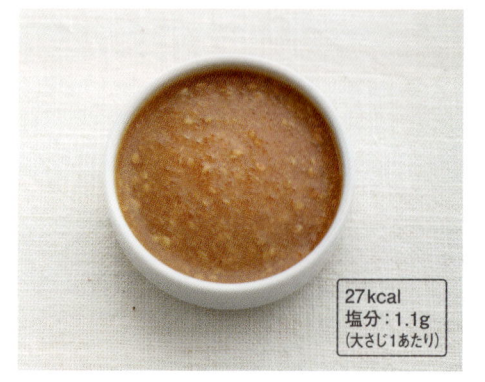

Recipe 29 おひたし、しゃぶしゃぶ、ゆで豚などに
ごまだれ

材料（できあがり200ml）
たまねぎ氷（解凍。P17参照）…4個（100g）／しょうゆ…60ml／塩…小さじ1／練りごま（白）…大さじ2／いりごま（白）…大さじ1／水…大さじ2

作り方
① ボウルにすべての材料を入れ、なめらかになるまで泡立て器で混ぜ合わせる。
※ 密閉容器に入れ、冷蔵で1か月保存可。

8kcal
塩分：0.4g
（大さじ1あたり）

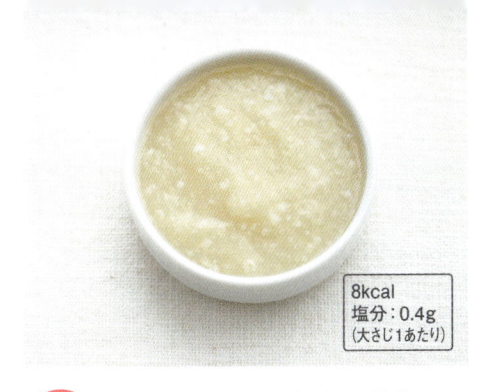

Recipe 30 スッキリまろやか。野菜も魚も引き立てる
塩糀だれ

材料（できあがり130ml）
たまねぎ氷（解凍。P17参照）…4個（100g）／塩糀…大さじ2

作り方
① 材料を混ぜ合わせる。
※ 密閉容器に入れ、冷蔵で2週間保存可。

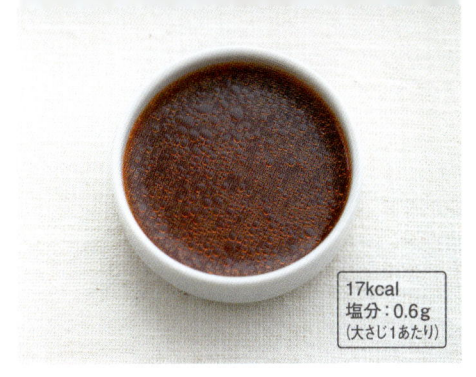

17kcal
塩分：0.6g
（大さじ1あたり）

Recipe 31 マヨネーズ、ケチャップと混ぜてもナイス
ピリ辛だれ

材料（できあがり185ml）
たまねぎ氷（解凍。P17参照）…4個（100g）／しょうゆ…大さじ3／酒…大さじ1／みりん…大さじ1／にんにく（すりおろし）…小さじ1/3／ラー油…小さじ2／こしょう…少々

作り方
① 材料を混ぜ合わせる。
※ 密閉容器に入れ、冷蔵で1か月保存可。

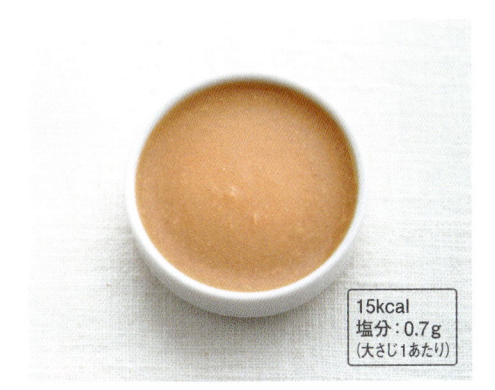

15kcal
塩分：0.7g
（大さじ1あたり）

Recipe 32 辛うま酸味がハモってやみつき
酢みそだれ

材料（できあがり200ml）
たまねぎ氷（解凍。P17参照）…4個（100g）／みそ…70g／酢…大さじ2／練りからし…小さじ1／水…大さじ4

作り方
① ボウルにすべての材料を入れ、なめらかになるまで泡立て器で混ぜ合わせる。
※ 密閉容器に入れ、冷蔵で2週間保存可。

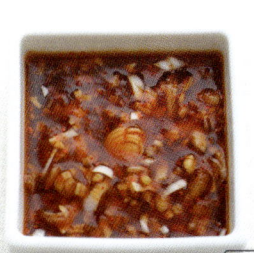

8kcal
塩分：0.7g
（大さじ1あたり）

Recipe 33 香味野菜のツブツブ感がクセになる
ツブツブ野菜韓国だれ

材料（できあがり245ml）
たまねぎ氷（解凍。P17参照）…4個（100g）／長ねぎ（みじん切り）…50g／しょうが（みじん切り）…大さじ1／にんにく（みじん切り）…小さじ1／一味唐辛子…小さじ1／しょうゆ…75ml

作り方
① ボウルにすべての材料を入れ、なめらかになるまで泡立て器で混ぜ合わせる。
※ 密閉容器に入れ、冷蔵で1か月保存可。

17kcal
塩分：0.4g
（大さじ1あたり）

14kcal
塩分：0.4g
（大さじ1あたり）

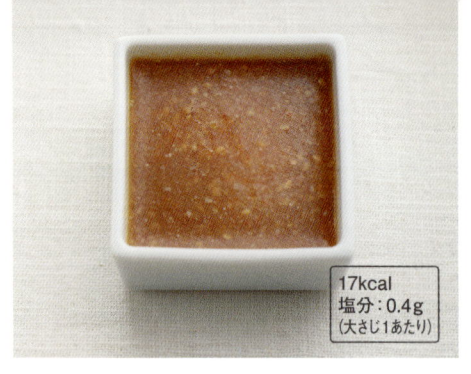

Recipe 34 焼肉たれ
名店のたれを超えるプロの味

材料（できあがり175㎖）
たまねぎ氷（解凍。P17参照）…4個（100g）／しょうゆ…大さじ2／酒…大さじ2／にんにく（すりおろし）…小さじ1／すりごま…大さじ1／しょうが（すりおろし）…小さじ1／ごま油…小さじ1

作り方
① 材料を混ぜ合わせる。
※ 密閉容器に入れ、冷蔵で2週間保存可。

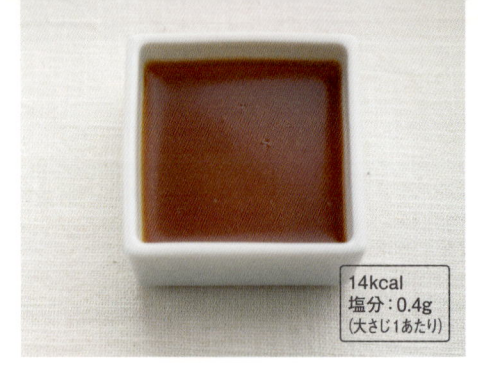

Recipe 35 天つゆ
お酒が効いてるオトナの天つゆ

材料（できあがり180㎖）
たまねぎ氷（解凍。P17参照）…4個（100g）／水…100㎖／酒…大さじ1／和風だし（顆粒）…小さじ1

作り方
① 材料を混ぜ合わせる。
※ 密閉容器に入れ、冷蔵で2週間保存可。

13kcal
塩分：0.6g
（大さじ1あたり）

20kcal
塩分：0.7g
（大さじ1あたり）

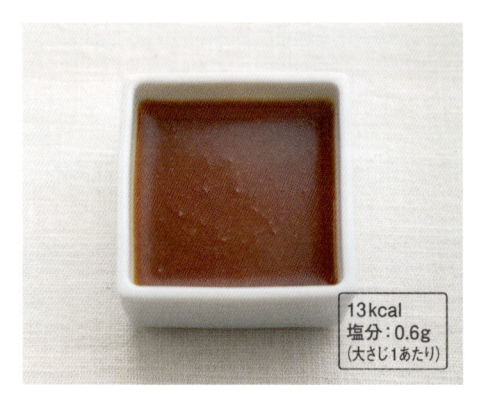

Recipe 36 めんつゆ
そばつゆ、照り焼き、厚焼き卵…いろいろ使える

材料（できあがり190㎖）
たまねぎ氷（解凍。P17参照）…4個（100g）／しょうゆ…大さじ3／酒…大さじ3／砂糖…大さじ1

作り方
① 材料を混ぜ合わせる。
※ 密閉容器に入れ、冷蔵で2週間保存可。

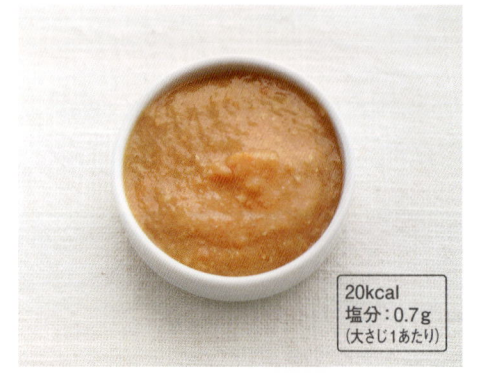

Recipe 37 しょうがみそたれ
おでん、豚肉のしょうが焼きをグッとおいしく

材料（できあがり190㎖）
たまねぎ氷（解凍。P17参照）…4個（100g）／みそ…大さじ4／酒…大さじ2／しょうが（すりおろし）…小さじ2／サラダ油…小さじ1

作り方
① 材料を混ぜ合わせる。
※ 密閉容器に入れ、冷蔵で2週間保存可。

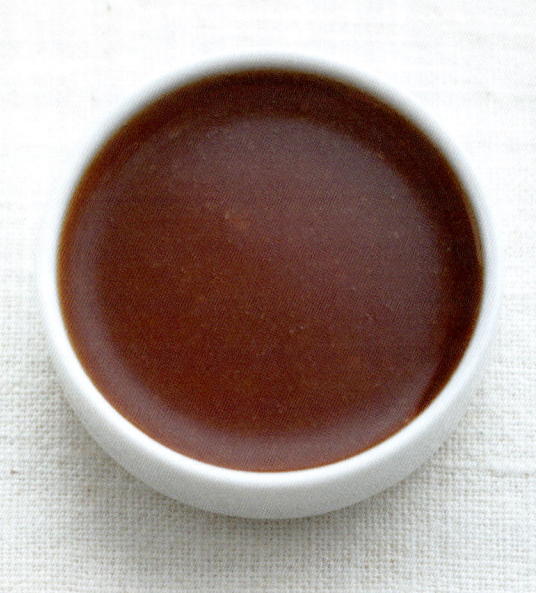

Recipe 38 ほのかに甘くてサラダにもよく合うポン酢
ポン酢しょうゆたれ

7kcal
塩分：0.5g
（大さじ1あたり）

材料（できあがり190ml）
たまねぎ氷（解凍。P17参照）
　　　　　　　　　　　　4個（100g）
しょうゆ　　　　　　　　大さじ2
レモン汁（ゆずの搾り汁、酢でもよい）
　　　　　　　　　　　　大さじ2

作り方
① 材料を混ぜ合わせる。
※ 密閉容器に入れ、冷蔵で2週間保存可。

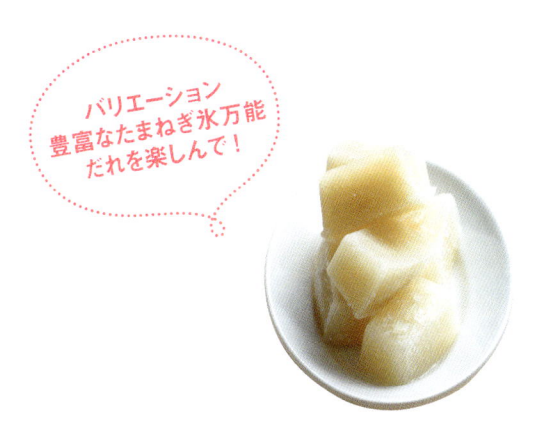

バリエーション豊富なたまねぎ氷万能だれを楽しんで！

Part 3 たまねぎ氷スペシャルみそ汁

人呼んで「たまみそスープ」。たまねぎ氷＋みそ汁は、まさに鬼に金棒。血糖値、血圧から便秘、肌荒れまでぜんぶ改善します。お試しを!

Recipe 39 定番みそ汁のコク、うまみがアップ
豆腐とわかめのみそ汁

55kcal 塩分：1.4g (1人分)

材料（2人分）
- 豆腐 ……………………… 50g
- カットわかめ（乾）……… 小さじ2
- A
  - **たまねぎ氷** ………… 4個(100g)
  - 和風だし（顆粒）……… 小さじ1/4
  - 水 ………………………… 1カップ
- みそ ……………………… 大さじ1

作り方
1. 豆腐は1.5cm角に切る。わかめはひたひたの水で戻し、ざるへ上げる。
2. 鍋にAと豆腐を入れ、火にかける。たまねぎ氷が溶けて煮立ってきたら、みそを溶き入れ、わかめを加えて火を止める。

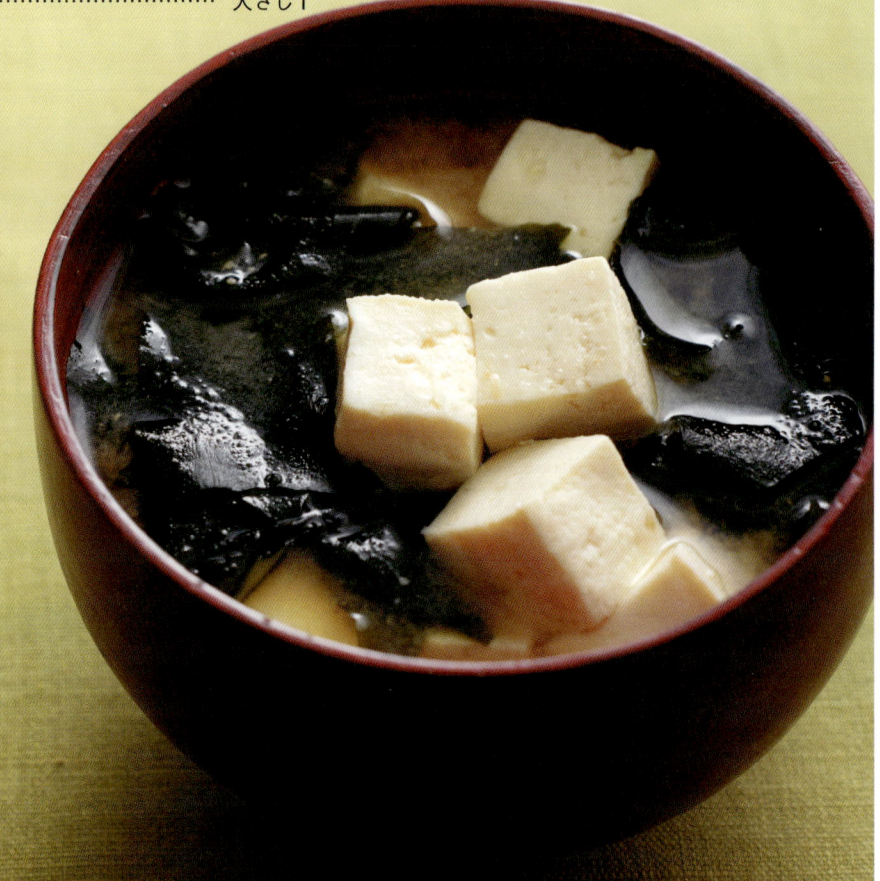

Recipe 40
たった69kcalなのに、ボリューム満点
油揚げと小松菜のみそ汁

材料(2人分)

- 油揚げ ………………… 小1枚
- 小松菜 ………………… 50g
- A
  - たまねぎ氷 ……… 4個(100g)
  - 和風だし(顆粒) … 小さじ1/4
  - 水 ………………… 1カップ
- みそ …………………… 大さじ1

作り方

1. 油揚げは幅を2等分し、細く切る。小松菜は3cm長さに切る。
2. 鍋にAと油揚げを入れて火にかける。たまねぎ氷が溶けて煮立ってきたら、小松菜を加えてひと煮する。みそを溶き入れ、火を止める。

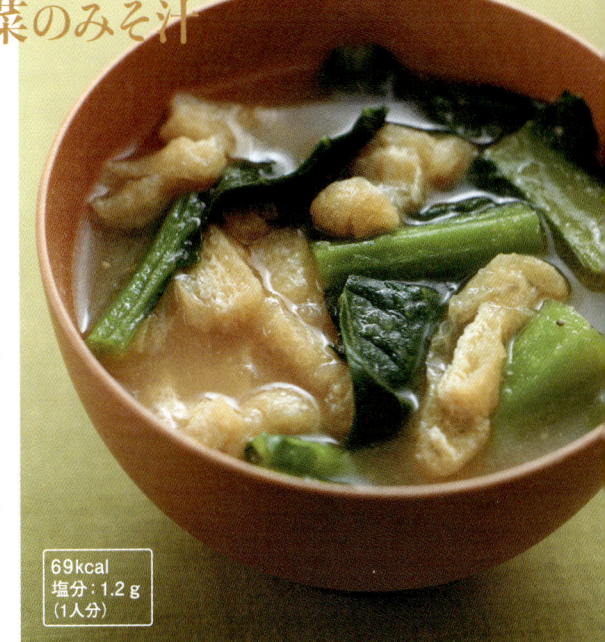

69kcal
塩分：1.2g
(1人分)

Recipe 41
がんばる力がわいてくる、ビーフみそ汁
牛肉、じゃがいも、にんじんのみそ汁

材料(2人分)

- 牛肉(薄切り) ………… 40g
- じゃがいも …………… 50g
- にんじん ……………… 30g
- A
  - たまねぎ氷 ……… 4個(100g)
  - 和風だし(顆粒) … 小さじ1/4
  - 水 ………………… 1カップ
- みそ …………………… 大さじ1

作り方

1. 牛肉は3cm角くらいに切る。じゃがいもとにんじんはイチョウ切りにする。
2. 鍋にAとじゃがいも、にんじんを入れ、火にかける。たまねぎ氷が溶けて煮立ってきたら中火にし、野菜がやわらかくなるまで煮る。
3. 牛肉を加え、火が通ったらアクをすくい、みそを溶き入れ、火を止める。

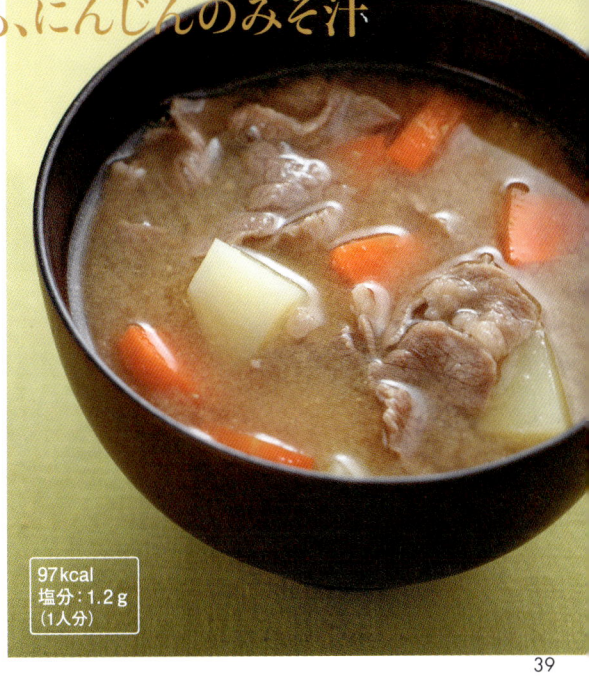

97kcal
塩分：1.2g
(1人分)

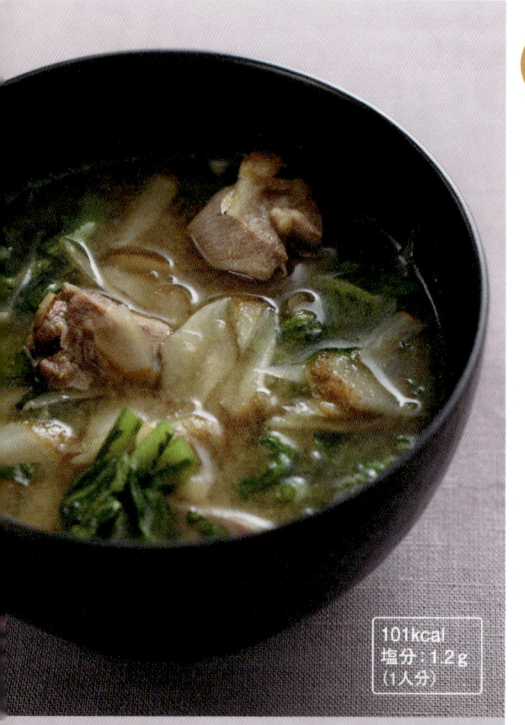

Recipe 42　ごぼう、鶏肉、たまねぎで、精力増強!
鶏肉とごぼうのみそ汁

材料(2人分)

鶏肉……………………………… 60g
ごぼう…………………………… 60g
春菊……………………………… 40g
A　**たまねぎ氷**……………4個(100g)
　　和風だし(顆粒)………… 小さじ1/4
　　水……………………………… 1カップ
みそ……………………………… 大さじ1

作り方

① 鶏肉は6つに切る。ごぼうはささがきにし、水に放してアクを抜き、ざるへ上げる。春菊は2cm長さに切る。
② 鍋にAと鶏肉、ごぼうを入れ、火にかける。たまねぎ氷が溶けて煮立ってきたら中火にし、ごぼうがやわらかくなるまで煮る。
③ みそを溶き入れ、春菊を加えて火を止める。

101kcal
塩分：1.2g
(1人分)

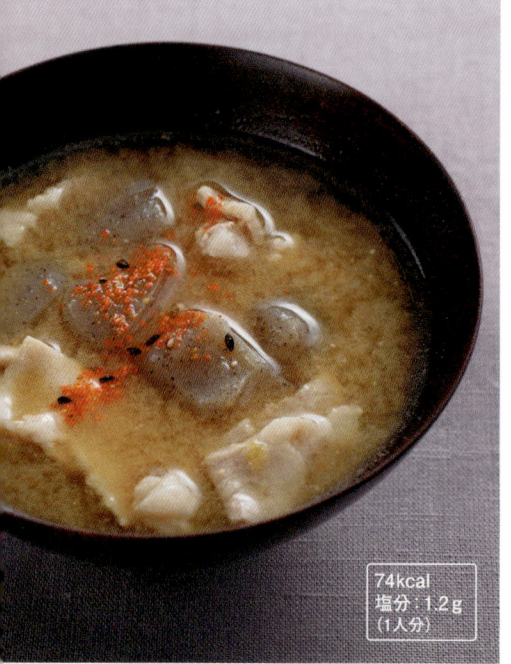

Recipe 43　ひとり20gの豚肉が、いい仕事をする
豚肉とこんにゃくのみそ汁

材料(2人分)

豚もも薄切り肉………………… 40g
こんにゃく……………………… 40g
A　**たまねぎ氷**……………4個(100g)
　　和風だし(顆粒)………… 小さじ1/4
　　水……………………………… 1カップ
みそ……………………………… 大さじ1
七味唐辛子……………………… 少々

作り方

① 豚肉は2cm幅に切る。こんにゃくは短冊切りにする。
② 鍋に①、Aを入れて火にかけ、ときどき混ぜながら、たまねぎ氷が溶けて煮立ってきたら中火にし、みそを溶き入れ、火を止める。
③ 椀によそって、七味唐辛子をふる。

74kcal
塩分：1.2g
(1人分)

Recipe 44　あっさり上品で、アミノ酸たっぷり
たらと長ねぎのみそ汁

材料(2人分)

たら	1切れ (100g)
長ねぎ	50g
A **たまねぎ氷**	4個 (100g)
和風だし(顆粒)	小さじ1/4
水	1カップ
みそ	大さじ1

作り方

1. たらは2つに切る。長ねぎは斜め薄切りにする。
2. 鍋にAとたらを入れて火にかけ、たまねぎ氷が溶けて煮立ってきたら長ねぎを加え、しんなりするまで煮る。
3. みそを溶き入れ、ひと煮して火を止める。

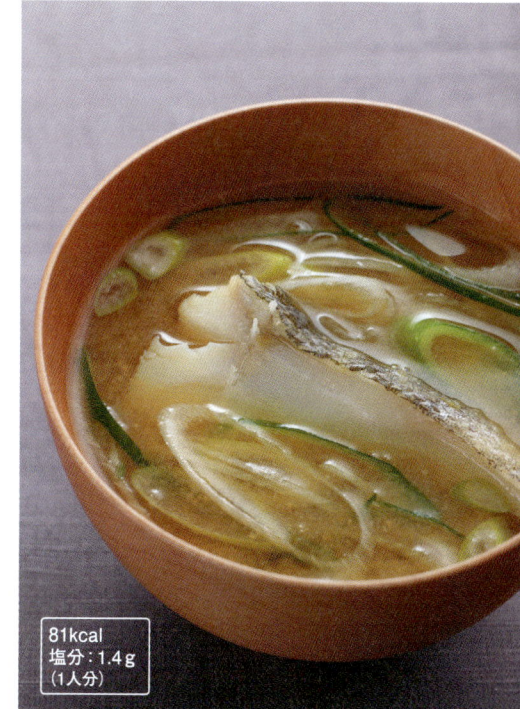

81kcal
塩分:1.4g
(1人分)

Recipe 45　抗がん食品キング、たまねぎとしいたけが合体
厚揚げとしいたけのみそ汁

材料(2人分)

厚揚げ	60g
生しいたけ	2枚 (60g)
A **たまねぎ氷**	4個 (100g)
和風だし(顆粒)	小さじ1/4
水	1カップ
みそ	大さじ1

作り方

1. 厚揚げは1cm幅に切る。生しいたけは軸を除き、大きければ2等分し、薄切りにする。
2. 鍋にAと厚揚げを入れ、火にかける。たまねぎ氷が溶けて煮立ってきたら、生しいたけを加え、やわらかくなるまで煮る。
3. みそを溶き入れ、ひと煮して火を止める。

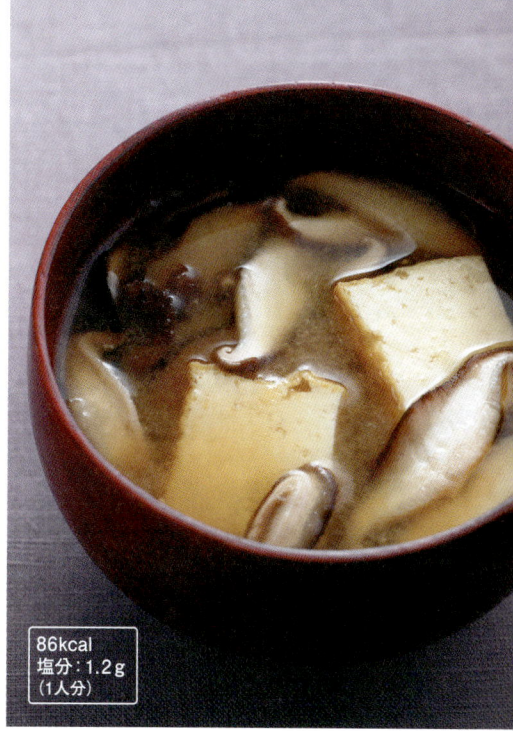

86kcal
塩分:1.2g
(1人分)

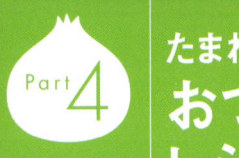

Part 4 たまねぎ氷 おつまみレシピ

1日にビールなら大瓶1本、ワインならグラス2杯までのお酒は、ストレス解消にもなって、健康の味方。どうせ飲むなら、おいしく飲みましょう。たまねぎ氷入りのおつまみが、肝臓を元気にします。

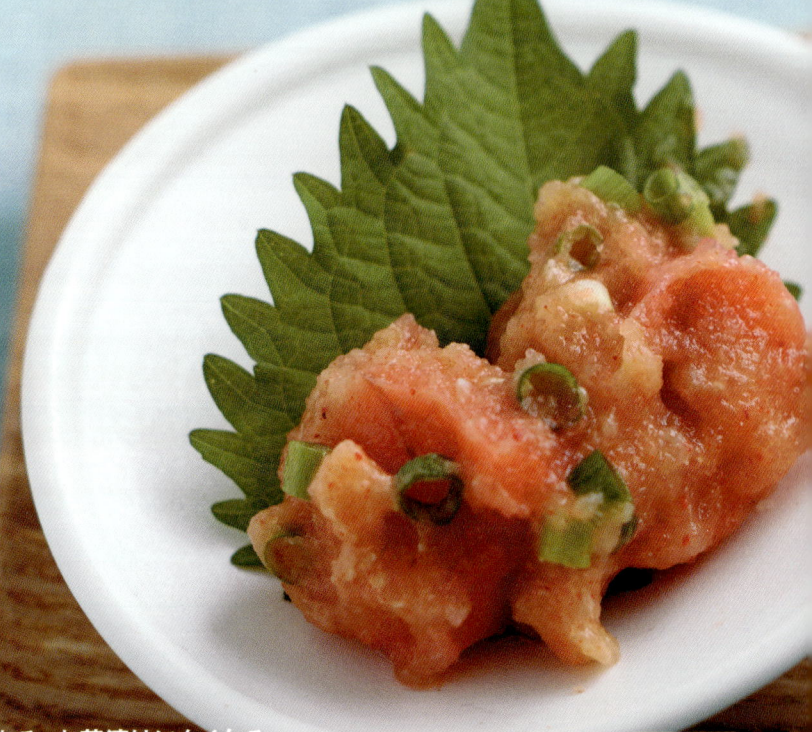

Recipe 46
1分で作れる、お茶漬けにもイケる
辛子明太子のたまねぎ氷あえ

41kcal
塩分:1.4g
(1人分)

材料(2人分)
- 辛子明太子‥‥‥‥‥‥‥‥‥50g
- A
  - たまねぎ氷(解凍。P17参照) 2個(50g)
  - 練りわさび‥‥‥‥‥‥‥‥少々
- 大葉‥‥‥‥‥‥‥‥‥‥‥‥2枚
- 万能ねぎ(小口切り)‥‥‥‥‥1/2本

作り方
① 辛子明太子は幅2cmに切る。
② ボウルにAを合わせ、①を加え、大葉を敷いた器に盛って、万能ねぎをふる。

43

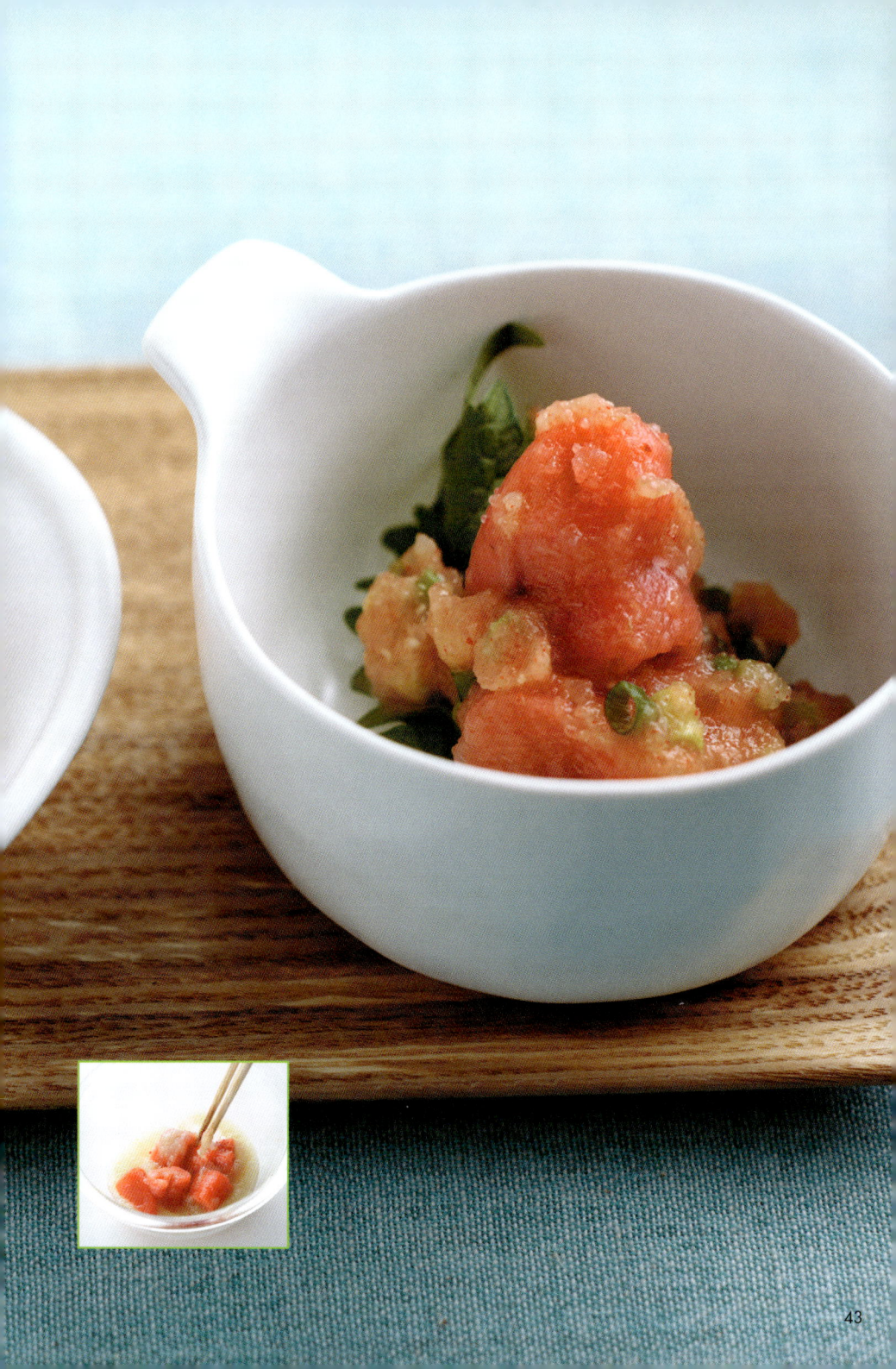

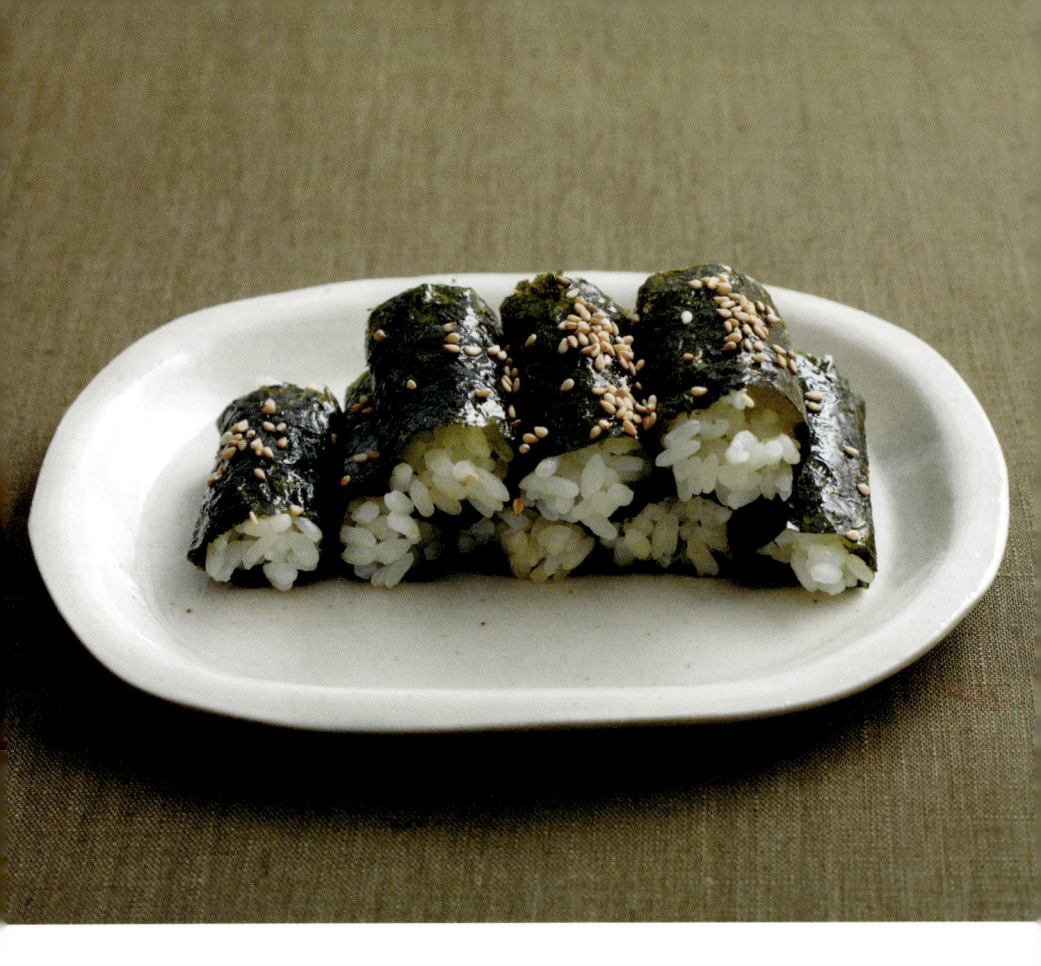

Recipe 47
人気の韓国酒、マッコリにもよく合う
ミニ韓国のり巻き

197kcal
塩分：0.1g
（1人分）

材料(2人分)
- ご飯（温かいもの）……………… 200g
- **たまねぎ氷（解凍。P17参照）**
  ……………………………… 1個(25g)
- 味付けのり（八つ切り） 2袋(8枚入り)
- ごま油…………………………… 少々
- いりごま（白）………………… 少々

作り方
1. ご飯にたまねぎ氷を加えて混ぜる。
2. 味付けのりに❶を等分にのせ、くるくると巻く。
3. 全部巻き終わったら、表面にごま油を塗り、いりごまをふる。

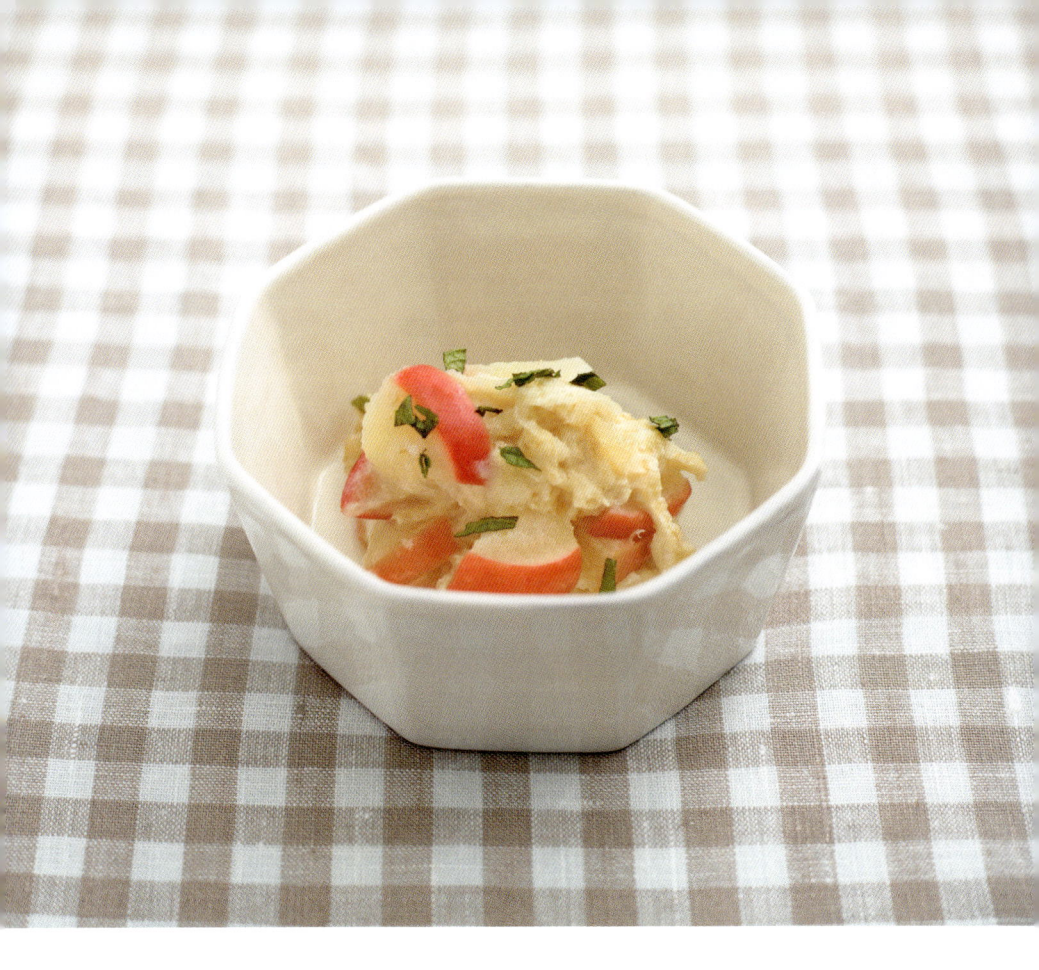

Recipe 48 居酒屋さんの「お通し」風。りんごも血糖値を下げる
りんごと油揚げのマヨたまあえ

66kcal
塩分：0.1g
(1人分)

材料(2人分)
- 油揚げ……………………小1枚
- りんご……………………50g
- **たまねぎ氷(解凍。P17参照)**
  ……………………2個(50g)
- マヨネーズ……………小さじ1
- ミントの葉(みじん切り)……少々

作り方
1. 油揚げは3cm長さのせん切りにする。
2. りんごは4つのくし形に切り、それぞれを幅5mmのイチョウ切りにし、耐熱ボウルに入れる。たまねぎ氷を加え、ふんわりとラップをし、電子レンジ600Wで2分加熱する。
3. 取り出して、①を加えて混ぜる。
4. 粗熱がとれたら、マヨネーズを加えて混ぜ、器に盛り、ミントを散らす。

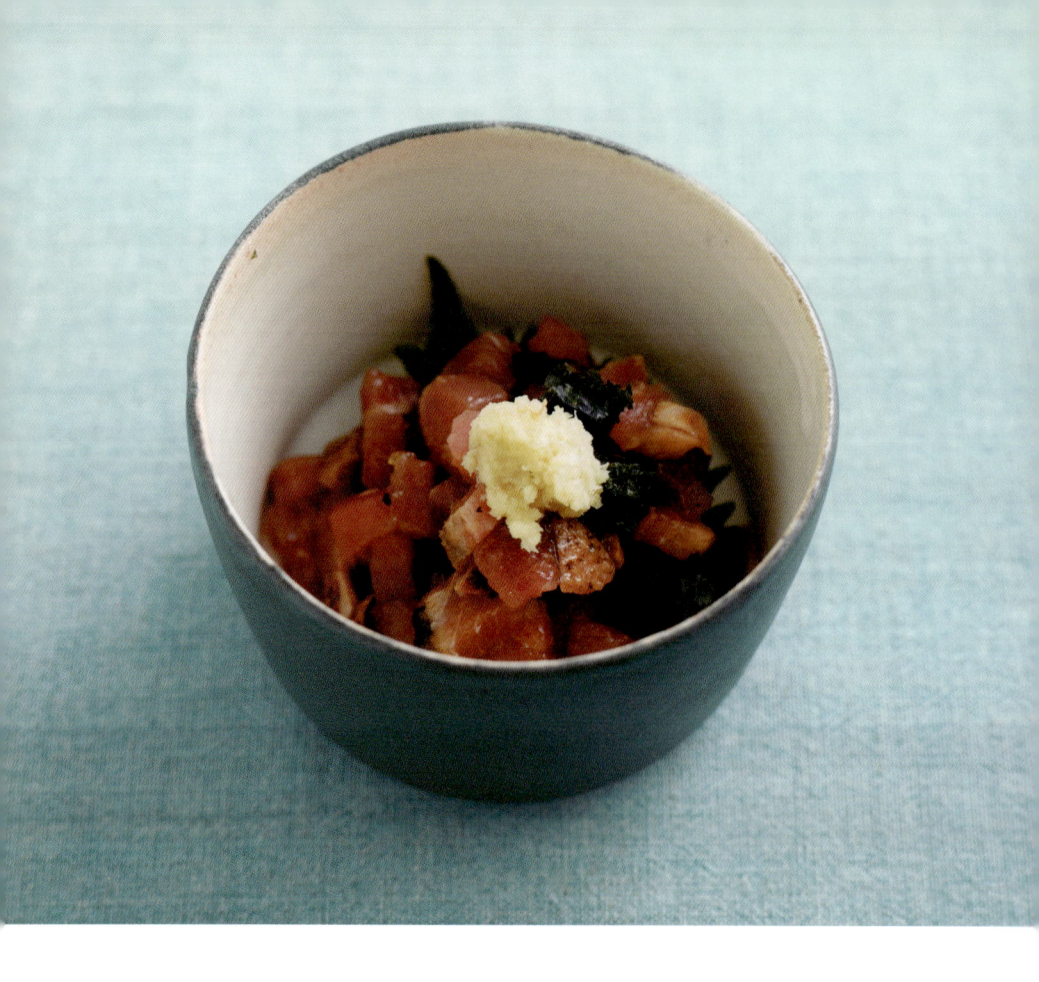

Recipe 49 食べやすくて、うまみがたっぷり
一口たたき

60kcal
塩分：0.4g
(1人分)

材料(2人分)
かつおのたたき …………………… 60g
A
　たまねぎ氷 (解凍。P17参照)
　 …………………… 1個(25g)
　しょうゆ ………………… 小さじ1
焼きのり(8枚切り) …………… 1枚
しょうが(すりおろし) ………… 少々

作り方
① かつおのたたきは1.5cm角に切る。
② Aを合わせ、①を混ぜる。
③ 器に盛り、のりをちぎってのせ、しょうがをのせる。

Recipe 50 いりこんにゃく

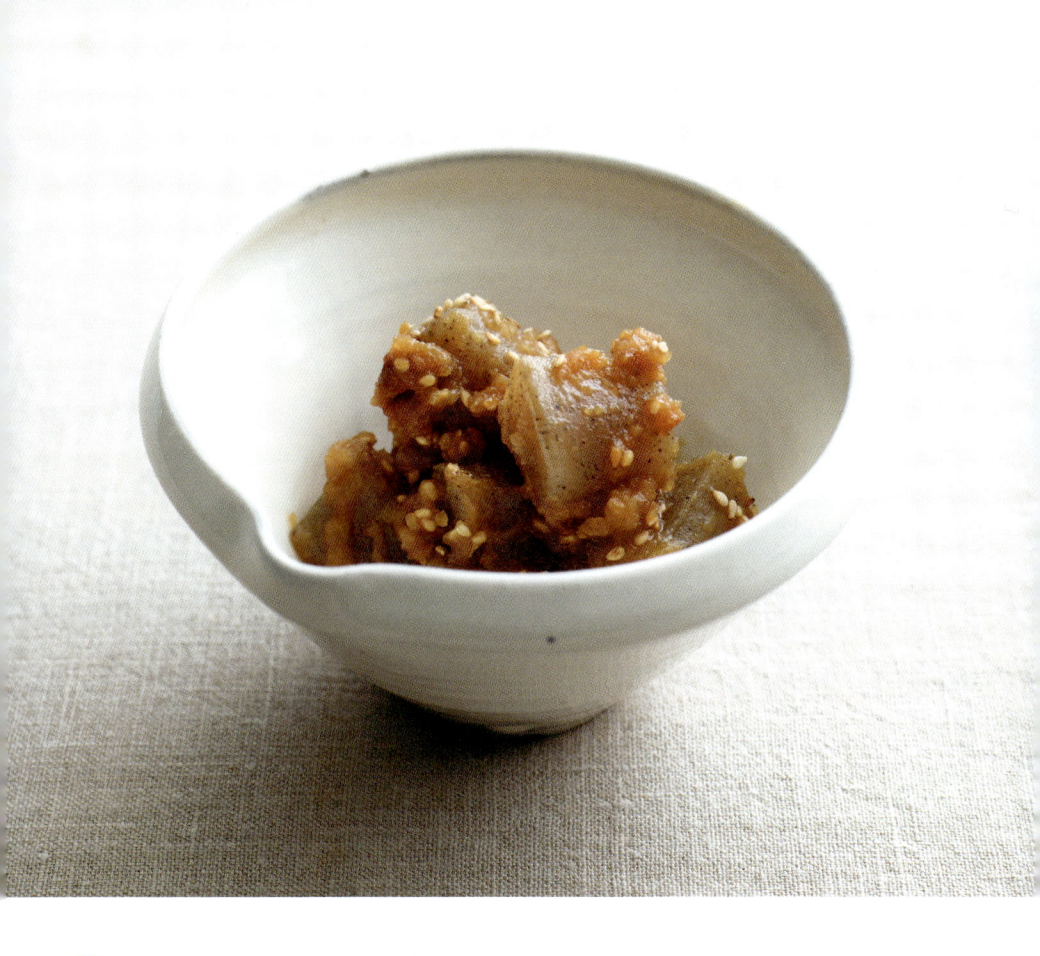

腸の大そうじにもなる定番おつまみ

23kcal
塩分：0.4g
（1人分）

材料（2人分）
- こんにゃく（黒）……………… 80g
- ごま油 …………………… 小さじ1/2
- **たまねぎ氷（解凍。P17参照）**
  …………………………… 2個（50g）
- しょうゆ ………………… 小さじ1
- いりごま（白）……………… 少々

作り方
1. こんにゃくは小さじで一口大にかき取る。
2. 鍋にごま油と①を入れて強火にかけ、焦げ目がつくまでいりつける。
3. たまねぎ氷としょうゆを加え、汁気が飛ぶまで煮つめ、火を止める。
4. 器に盛り、ごまをふる。

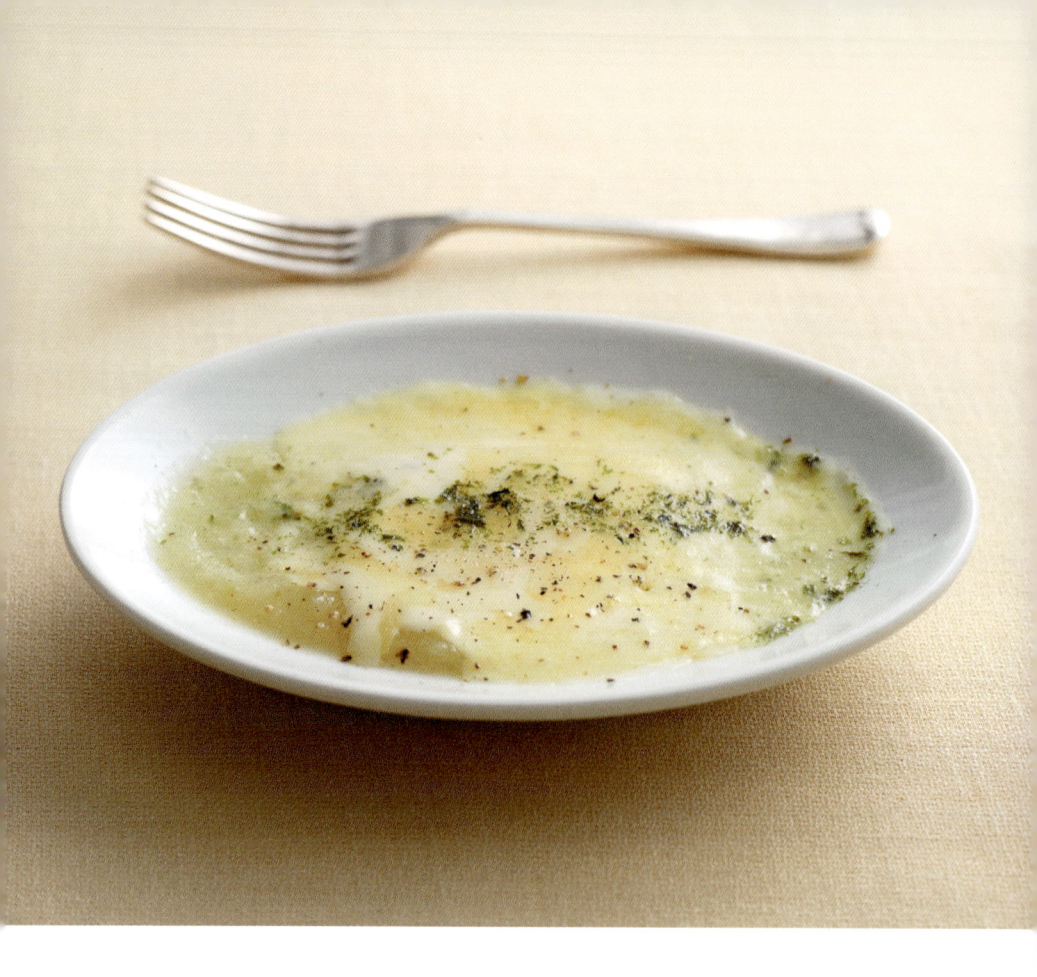

Recipe 51 箸やすめがほしいとき、タタッと作れる

ピザ用チーズとたまねぎ氷をチン

58kcal
塩分：0.2g
（1人分）

材料（2人分）
たまねぎ氷 …………… 2個（50g）
ピザ用チーズ ………… 小1袋（25g）
青のり ………………………… 少々
黒こしょう（粗びき）………… 少々

作り方
① 器にたまねぎ氷を入れ、ピザ用チーズをのせる。青のりとこしょうをふる。
② ラップをしないで、電子レンジ600Wで1分～1分30秒、たまねぎ氷が溶けるまで加熱する。

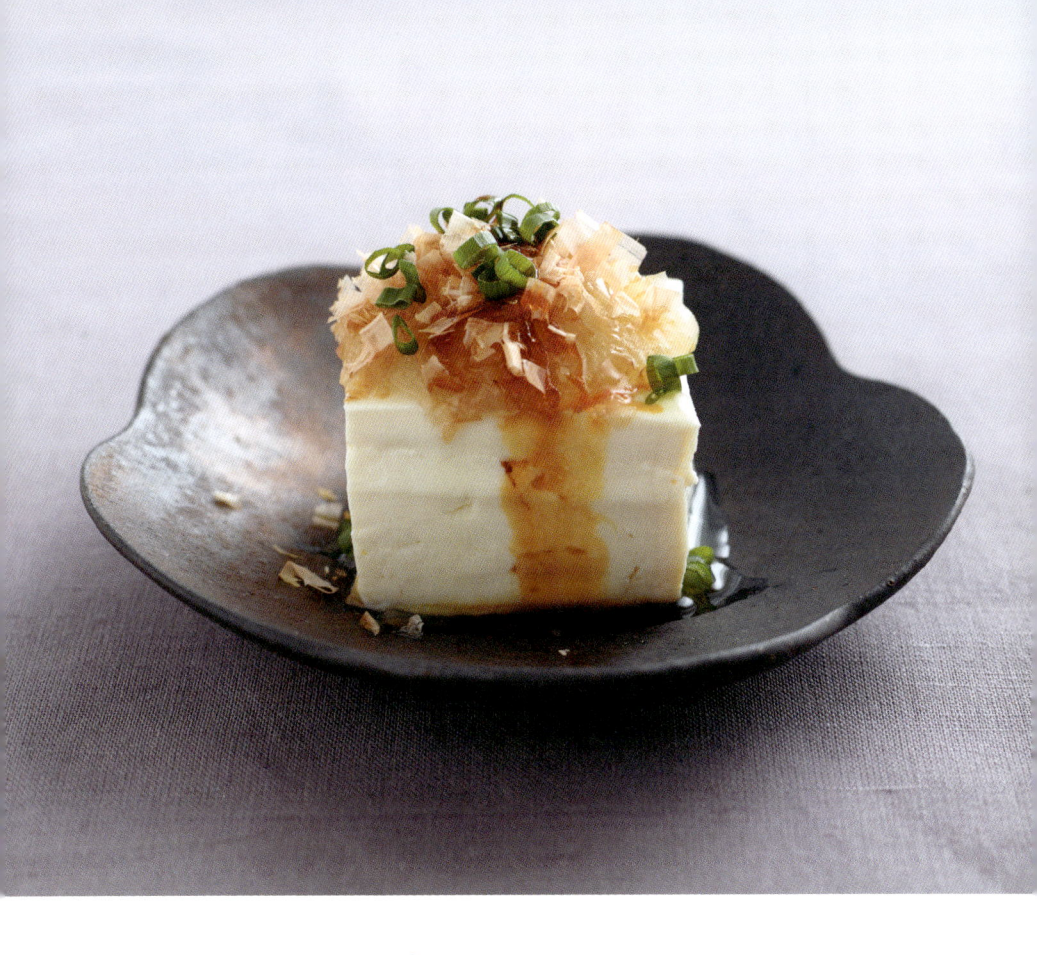

Recipe 52 毎日食べたくなる、シンプルな逸品
冷や奴

47kcal
塩分：0.4g
(1人分)

材料(2人分)
- 木綿豆腐 ………………… 100g
- たまねぎ氷 (解凍。P17参照)
  ………………… 2個 (50g)
- 削りかつお ………………… 2つまみ
- 万能ねぎ ………… 1/2本 (小口切り)
- しょうゆ ………………… 小さじ1

作り方
1. 器2つを用意し、豆腐を2つに切ってのせる。
2. たまねぎ氷をかけ、削りかつおと万能ねぎをのせ、しょうゆをかける。

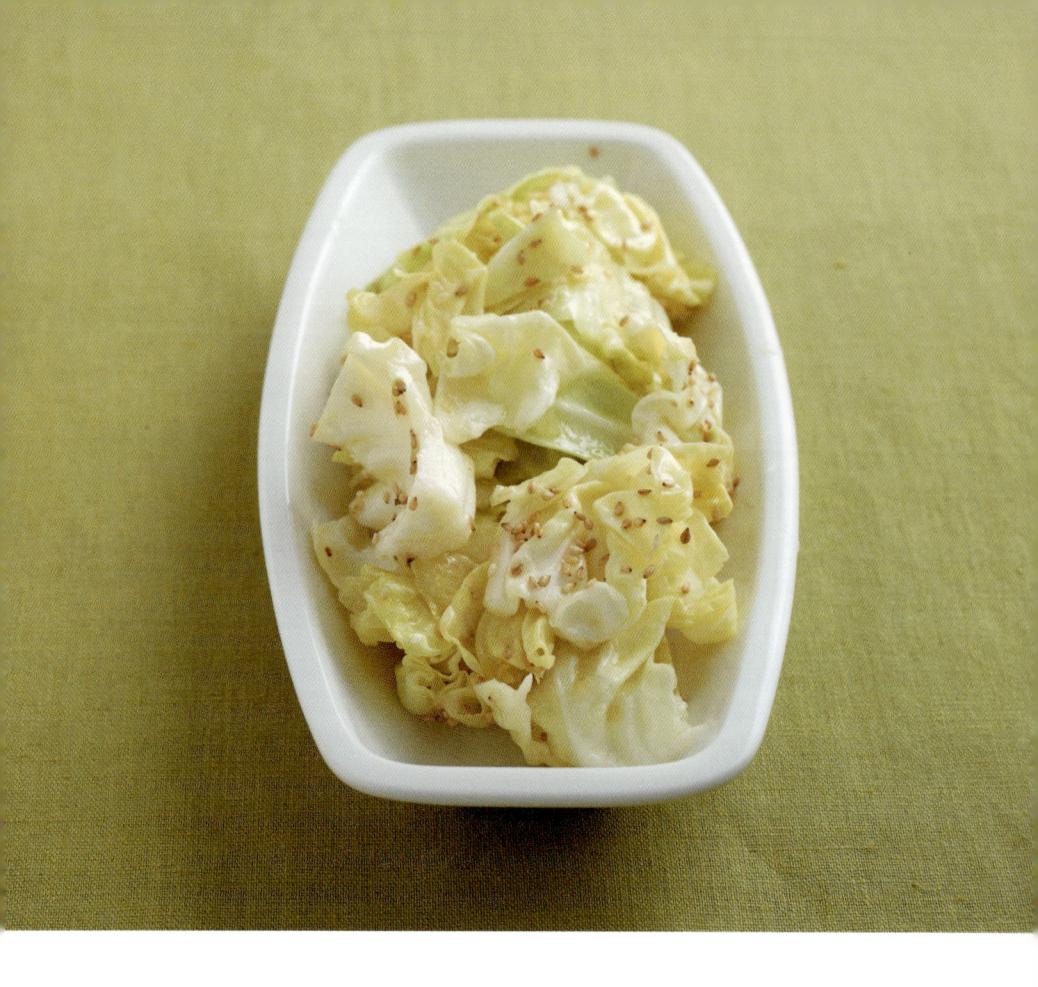

Recipe 53 新鮮なキャベツで、パリパリ感を楽しみたい
キャベツのパリパリサラダ

38kcal
塩分：0.9g
（1人分）

材料（2人分）

キャベツ		100g
A	鶏がらスープ（顆粒）	小さじ1/4
	塩	小さじ1/4
	ごま油	小さじ1
	酢	小さじ1/2
たまねぎ氷（解凍。P17参照）		1個（25g）
いりごま（白）		少々

作り方

1. キャベツは4〜5cm角にちぎる。
2. Aの調味料を、鶏がらスープから酢まで順に加え、そのつど混ぜる。
3. 最後にたまねぎ氷を加えて混ぜ、器に盛り、いりごまをかける。

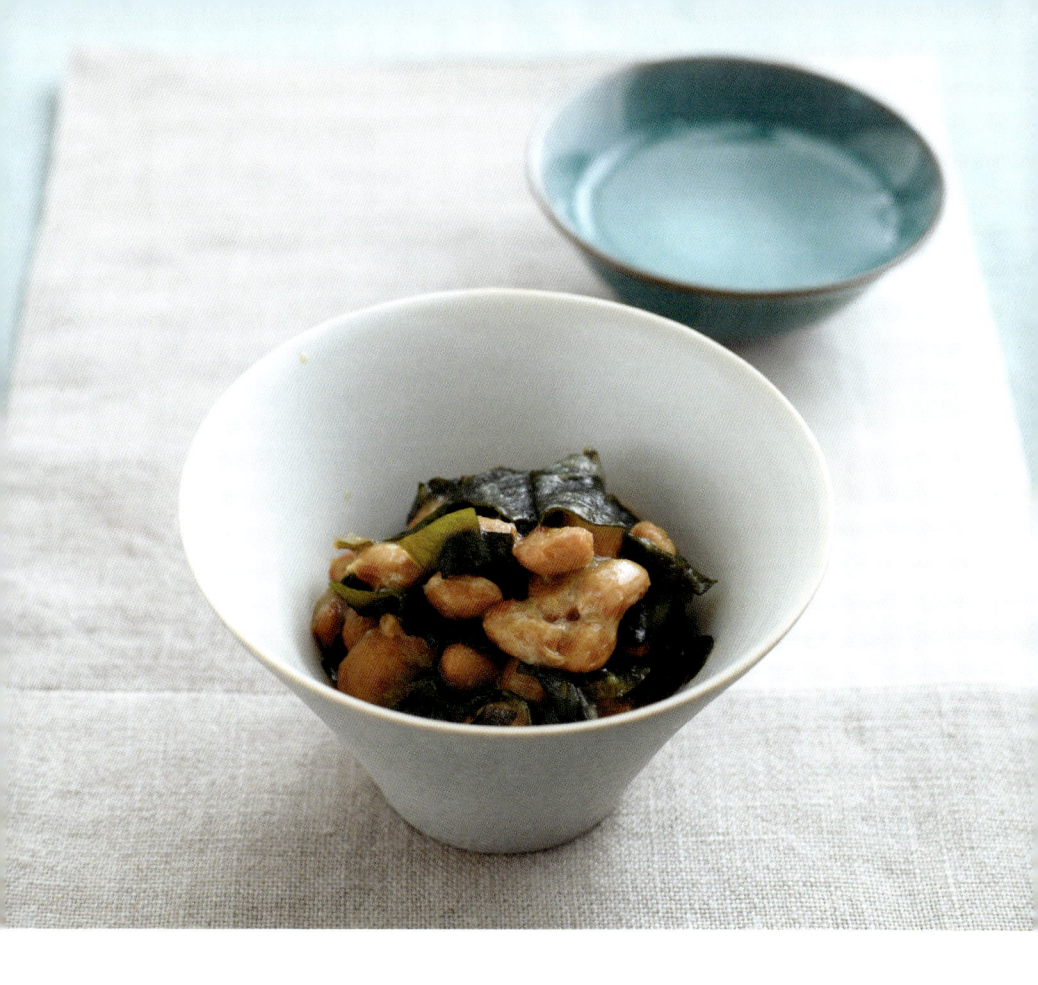

Recipe 54 いつもの納豆が、バター炒めでリフレッシュ
納豆わかめ

56kcal
塩分：0.5g
(1人分)

材料(2人分)
- カットわかめ(乾) ……… 大さじ1
- バター ……………………… 小さじ1
- 納豆 ………………… 小1パック(30g)
- **たまねぎ氷 (解凍。P17参照)**
  ………………………… 2個(50g)
- しょうゆ ………………… 小さじ1/2
- こしょう ……………………… 少々

作り方
1. わかめは水で戻し、ざるへ上げる。
2. フライパンを熱してバターを溶かし、❶と納豆、たまねぎ氷を加え、強火で炒める。
3. たまねぎ氷が溶けたら、しょうゆとこしょうを加え、火を止める。

Part 5 たまねぎ氷 体温めレシピ

冷えとりは女性の悲願。
血行改善はたまねぎ氷にお任せください。
体を温める食材たちとの、合体レシピ。

Recipe 55 毎日食べたら、1か月で体温が上がる
三種ポテトサラダ

178kcal
塩分：0.5g
（1人分）

材料（2人分）
- ゆで卵 ………………………… 1個
- じゃがいも …………………… 100g
- さつまいも …………………… 50g
- かぼちゃ ……………………… 50g
- A
  - たまねぎ氷（解凍。P17参照） ………………… 2個（50g）
  - マヨネーズ ………………… 小さじ2
  - マスタード ………………… 小さじ1
  - 塩、こしょう ……………… 各少々
- パセリ（みじん切り）………… 少々

作り方
1. ゆで卵は殻をむいて乱切りにする。
2. じゃがいもは皮をむき、さつまいもとかぼちゃは皮付きで乱切りにする。
3. ②を耐熱ボウルに入れ、水大さじ1（分量外）を加え、ふんわりとラップをする。電子レンジ600Wで4分〜4分30秒、竹串がスッと通るまで加熱し、湯をきる。
4. マッシャーでつぶし、Aと①を加えて混ぜ、パセリをふる。

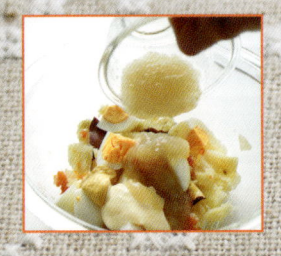

53

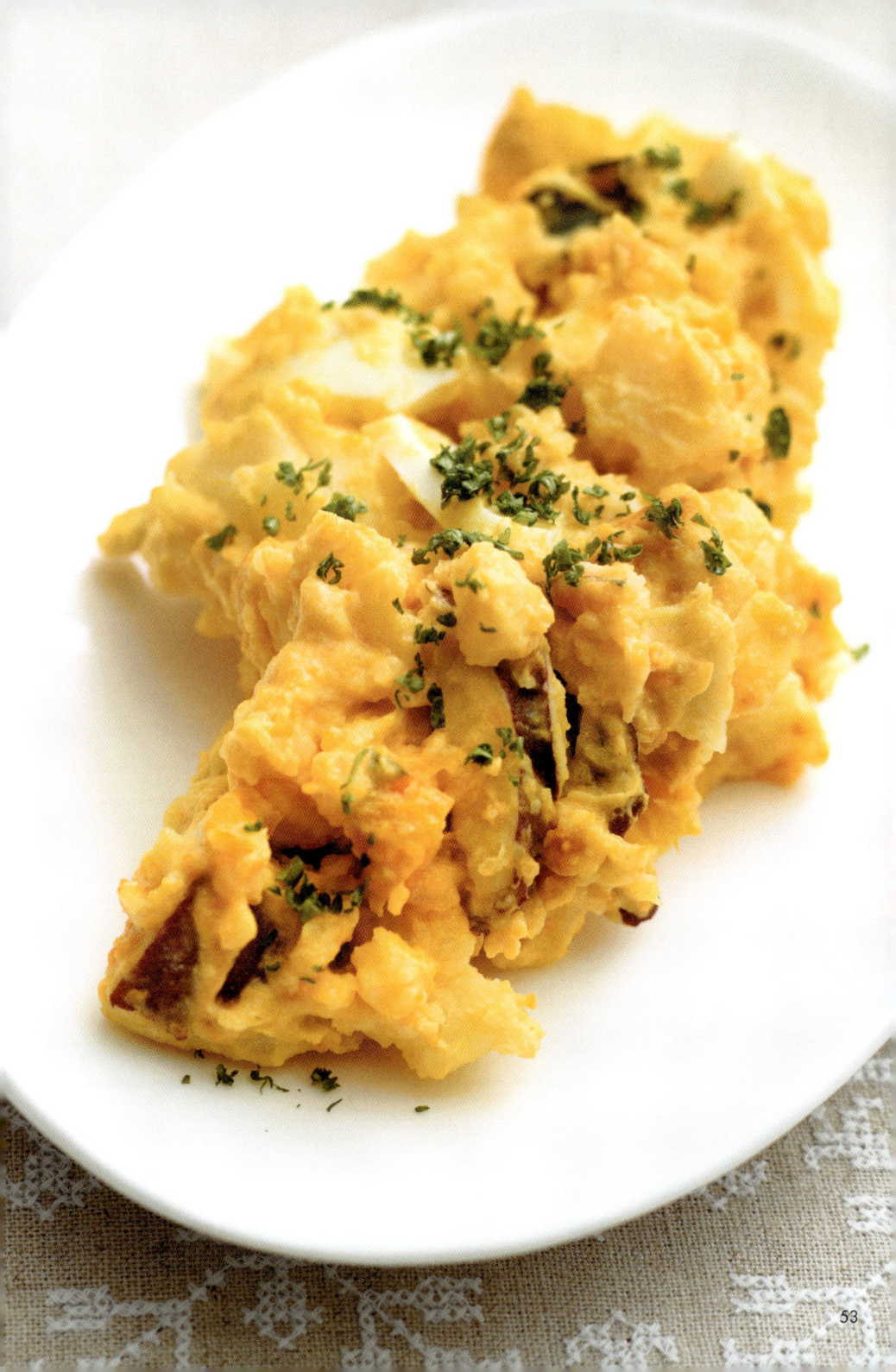

Recipe 56 みそ豚

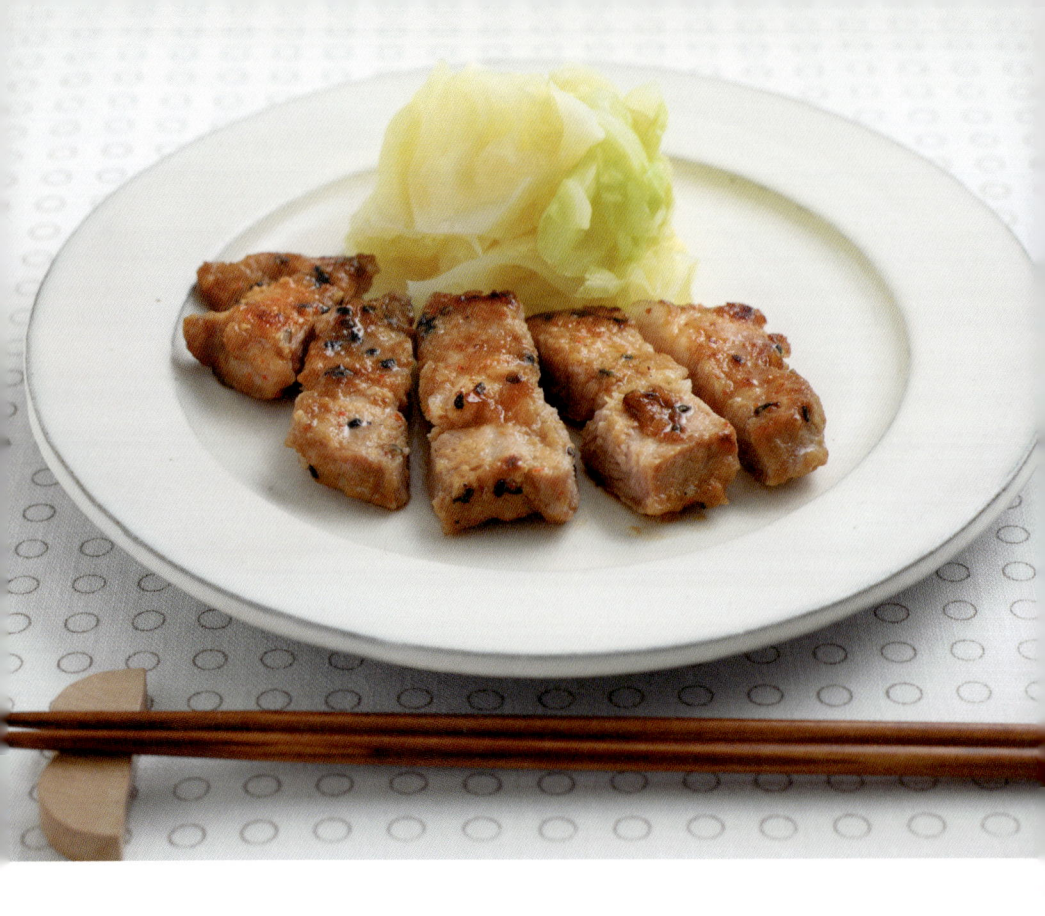

ビールの友に最高。たっぷりのキャベツが胃を守る

242kcal
塩分：1.4g
（1人分）

材料（2人分）

- 豚肩ロース肉 ………… 2枚（100g/枚）
- **たまねぎ氷（解凍。P17参照）**
  ………… 2個（50g）
- Ⓐ
  - みそ ………………… 小さじ4
  - 砂糖 ………………… 小さじ1
  - 一味唐辛子 ………… 小さじ1/4
  - しょうゆ …………… 小さじ1
  - ごま油 ……………… 小さじ1/2
  - しょうが（すりおろし） 小さじ1/2
  - にんにく（すりおろし） 小さじ1/2
  - いりごま（黒）……… 小さじ1/2
- キャベツ ………………………… 200g

作り方

1. ふた付き容器にⒶを入れ、なめらかになるまで混ぜ合わせる。
2. 豚肉は筋切りし、❶に入れて両面まぶし、ラップを貼り付け、ふたをして一晩冷蔵する。
3. みそを箸でしごいて除き、熱したグリルやフライパンで焼く。
4. キャベツをポリ袋に入れ、口を開いたまま電子レンジ600Wで3分加熱。ざく切りにして器にのせ、食べやすく切った❸を盛る。

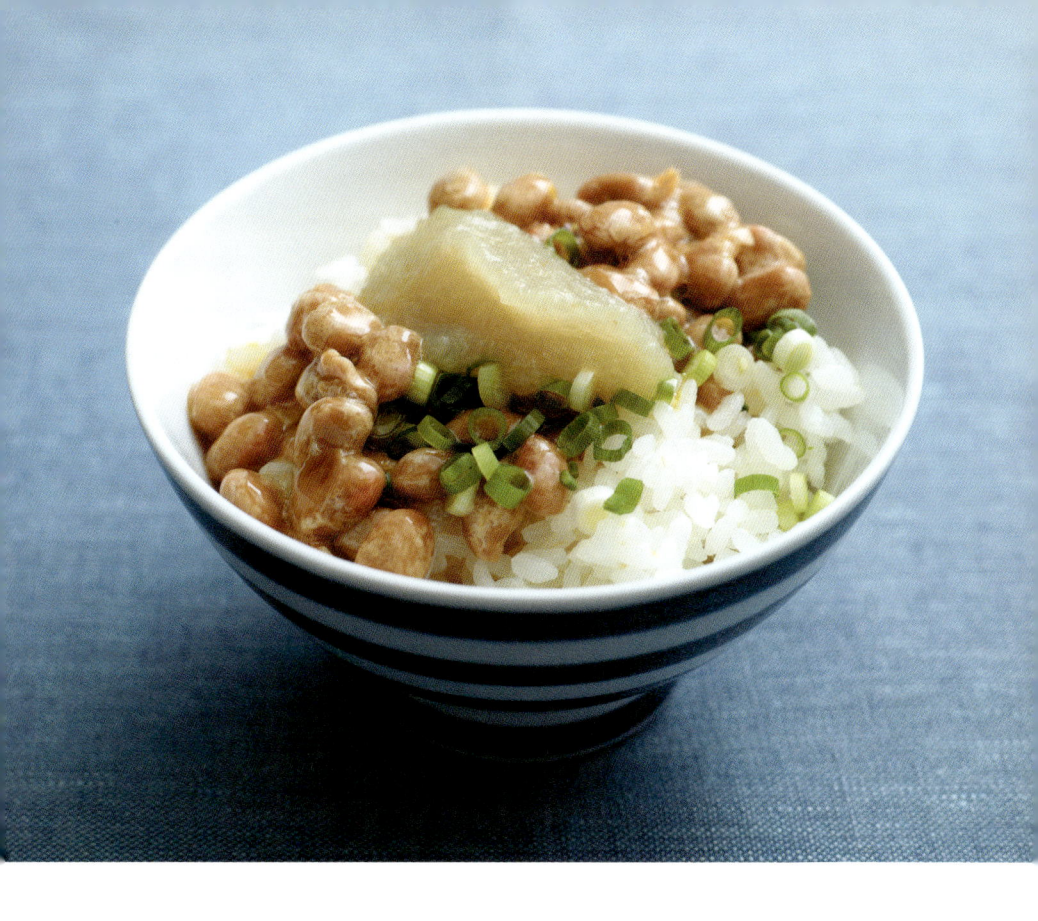

Recipe 57 いつもの納豆ご飯に、たまねぎ氷をプラス
卵かけ納豆ご飯

275kcal
塩分：0.5g
（1人分）

材料(2人分)
ご飯（温かいもの）……………… 200g
卵…………………………………… 1個
納豆………………… 小2パック（60g）
万能ねぎ（小口切り）…………… 1/2本
しょうゆ………………………… 小さじ1
たまねぎ氷（解凍。P17参照）
……………………………… 1個（25g）

作り方
1. 卵を溶き、納豆、万能ねぎ、しょうゆを加えて混ぜる。
2. 茶碗にご飯をよそって❶をかけ、たまねぎ氷をのせる。

Recipe 58

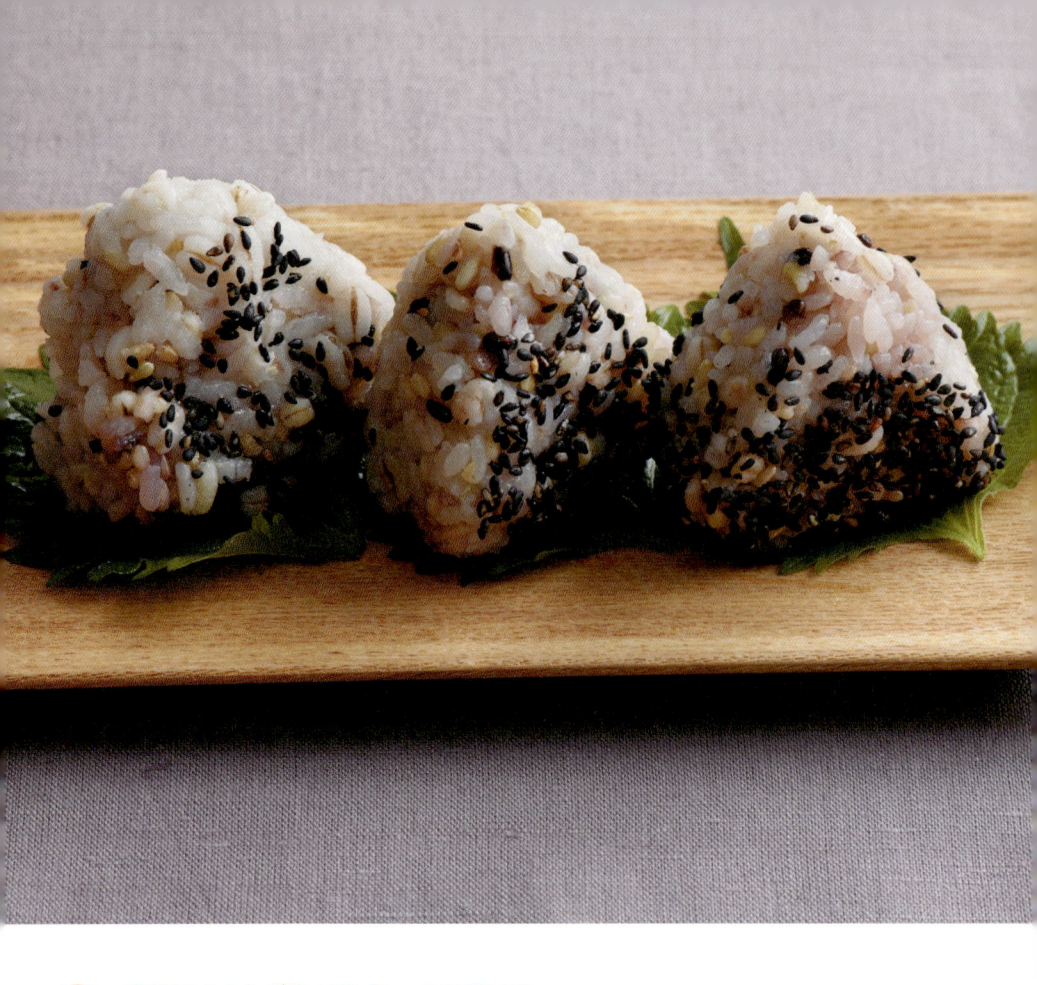

五穀とたまねぎ氷が体をしっかり温める
五穀おにぎり

86kcal
塩分：0.2g
（1人分）

材料（おにぎり5個分）

米	90g
五穀米	30g
水	100mℓ
たまねぎ氷（解凍。P17参照）	2個（50g）
大葉	数枚
いりごま（黒）	適量
塩	少々

作り方

1. 炊飯器に洗った米と五穀米を入れ、水を注ぎ、たまねぎ氷を加えて30分おく。
2. かき混ぜて炊飯器のスイッチを入れる。
3. 炊き上がったら5等分しておにぎりを作り、いりごまをまぶし、塩少々をふる。大葉の上にのせて、できあがり。

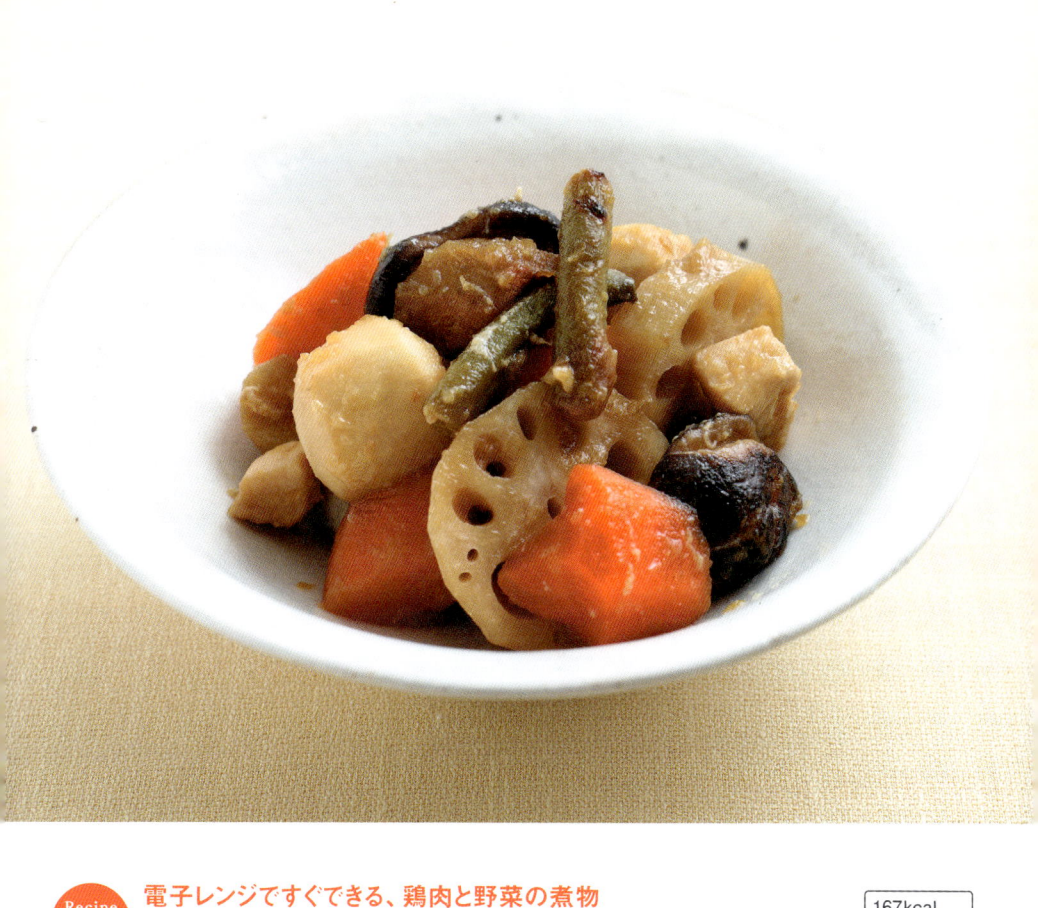

Recipe 59 電子レンジですぐできる、鶏肉と野菜の煮物
たまねぎ氷筑前煮

167kcal
塩分：1.4g
(1人分)

材料(2人分)

鶏むね肉 …………………………… 70g
A
　たまねぎ氷（解凍。P17参照）
　　　………………………… 2個(50g)
　しょうゆ ……………………… 大さじ1
　酒 …………………………… 大さじ1
和風野菜ミックス（冷凍）……… 200g

作り方

❶ 鶏肉は1.5cm角に切る。
❷ 耐熱ボウルにAを合わせ、❶を加えてからませる。
❸ ❷に和風野菜ミックスをのせ、両端を少しずつあけてラップをする。
❹ 電子レンジ600Wで8分加熱する。

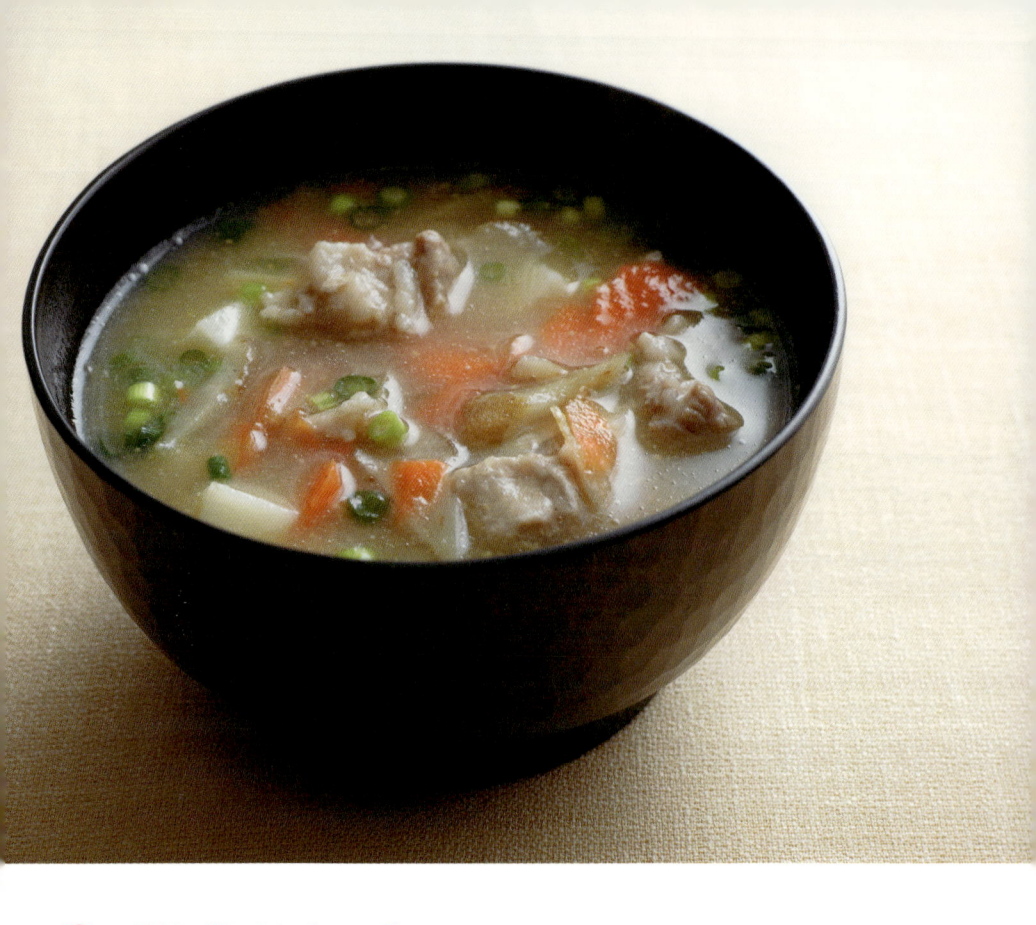

Recipe 60 — 材料が揃ったら、切って煮るだけ
豚汁

102kcal
塩分：1.2g
（1人分）

材料(2人分)

豚もも薄切り肉	40g
にんじん	30g
ごぼう	30g
里いも	40g
A　たまねぎ氷	4個(100g)
A　和風だし（顆粒）	小さじ1/4
A　水	300ml
みそ	大さじ1
万能ねぎ（小口切り）	1本

作り方

1. 豚肉は2cm幅に切る。にんじんはささがきにする。ごぼうは皮をこそげて洗い、ささがきにし、水に放す。里いもは皮をむき、1cm角に切る。
2. 鍋にAを入れ、1を加えて火にかける。ときどき混ぜながらたまねぎ氷を溶かし、煮立ってきたらアクを除き、里いもがやわらかくなるまで煮る。
3. 鍋にみそを溶き入れ、万能ねぎを加えて火を止める。

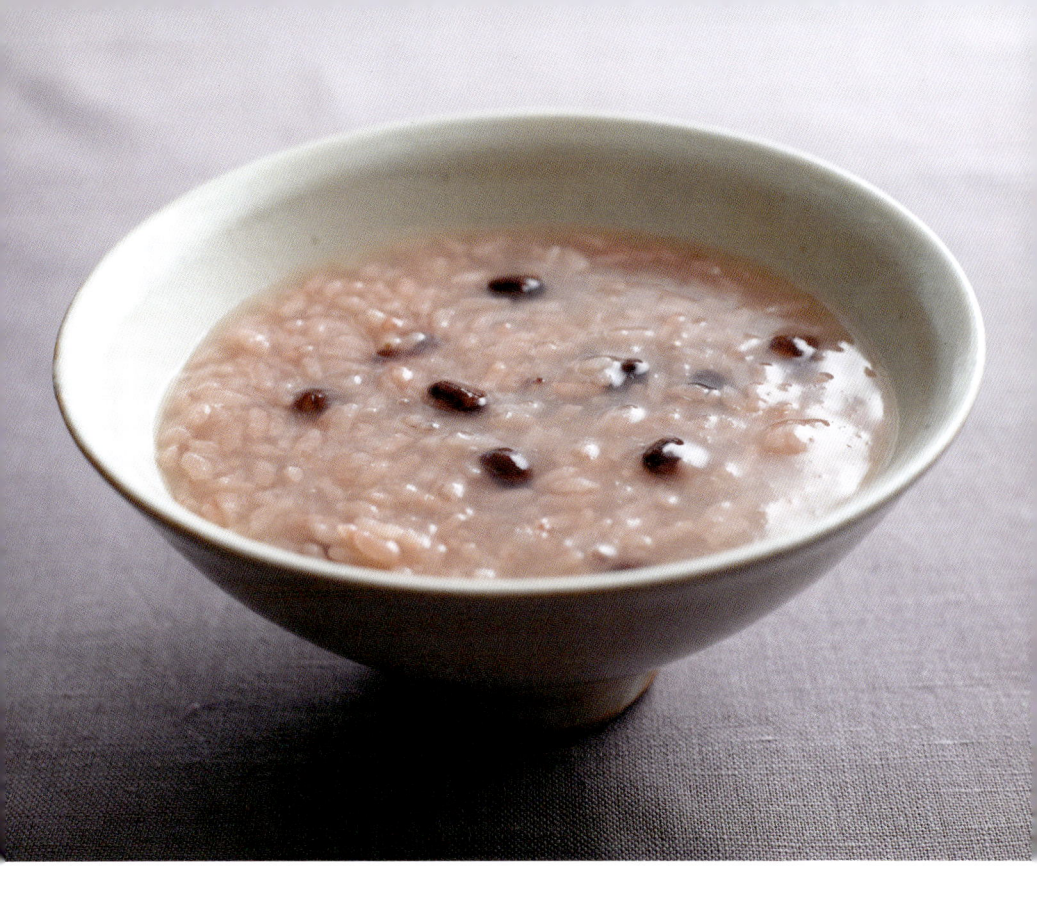

ラクラク体が温まるアイディアおかゆ
Recipe 61 小豆がゆ

103kcal
塩分：0.0g
（1人分）

材料(2人分)
- 赤飯（市販品・おにぎりでもよい） …………………………… 100g
- **たまねぎ氷** …………… 2個（50g）
- 水 ……………………… 1カップ

作り方
1. 耐熱ボウルに赤飯とたまねぎ氷を加え、両端を少しずつあけてラップをする。
2. 電子レンジ600Wで沸騰するまで5分加熱する。途中で沸騰したら、時間が残っていてもラップを取って、弱（150〜200W）に切り替え、5分加熱する。
3. 取り出して混ぜ、器に盛る。

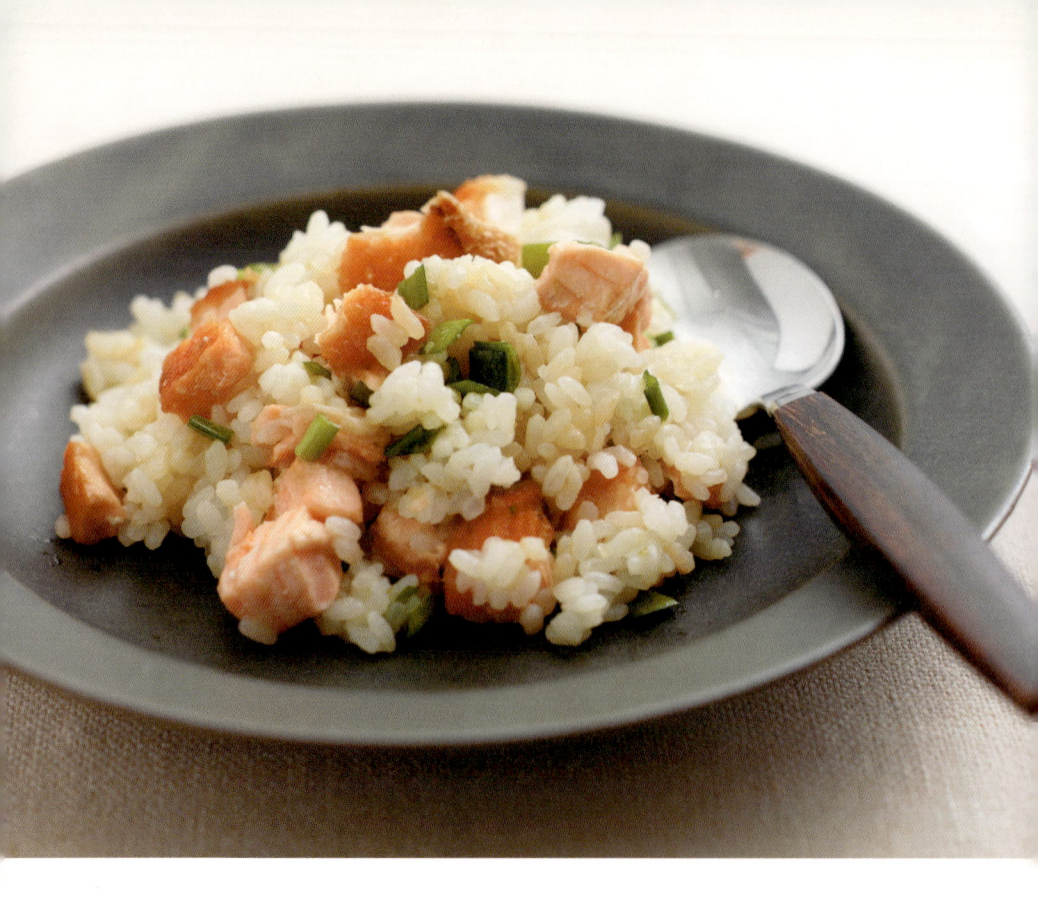

Recipe 62 サーモンピンクと濃い緑が冷えに効く
鮭とにらの混ぜご飯

266kcal
塩分：1.0g
(1人分)

材料(2人分)
鮭……………………………… 100g
にら(1cm長さに切る)………… 4本
しょうゆ……………………… 小さじ2
ご飯(温かいもの)…………… 200g
たまねぎ氷(解凍。P17参照)
………………………………… 2個(50g)
ごま油………………………… 小さじ1

作り方
① 鮭は骨を除き、1cm角に切る。
② フライパンを熱してごま油を流し、①を加え、こんがりときつね色に焼き、しょうゆとにらを加え、さっと炒めて火を止める。
③ ご飯に、たまねぎ氷と②を加えて混ぜる。

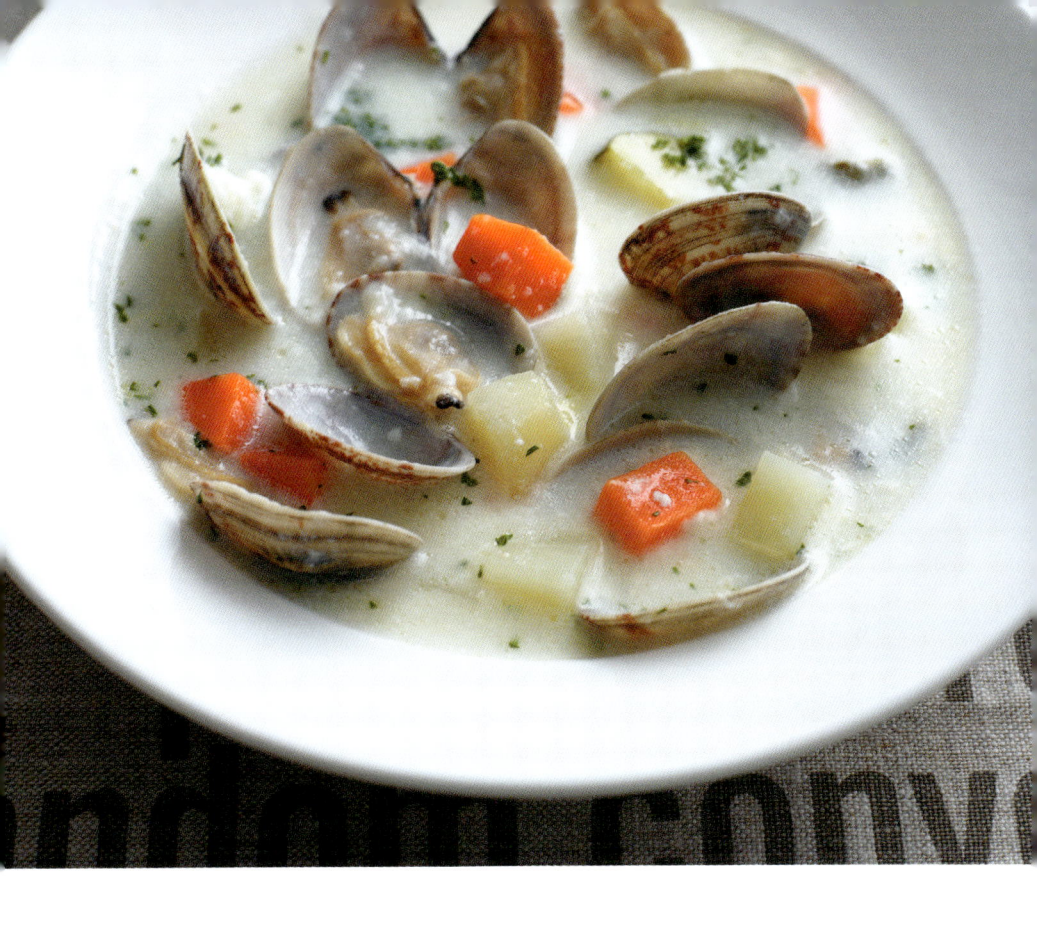

Recipe 63 163kcalで、おなかいっぱい体ポカポカ
クラムチャウダー

163kcal
塩分：1.8g
（1人分）

材料(2人分)
- あさり（砂を吐かせたもの）…… 200g
- じゃがいも ……………………… 50g
- にんじん ………………………… 50g
- ズッキーニ ……………………… 50g
- たまねぎ氷（解凍。P17参照）
  ……………………… 4個（100g）
- Ⓐ 牛乳 ………………………… 100ml
- 　 水 …………………………… 100ml
- 　 スキムミルク ……………… 大さじ2
- Ⓑ バター ……………………… 大さじ1
- 　 強力粉 ……………………… 小さじ2
- 塩、こしょう …………………… 各少々
- パセリ（みじん切り） ………… 少々

作り方
1. あさりは殻をこすり合わせるようにして洗い、ざるへ上げる。じゃがいも、にんじん、ズッキーニは1cm角に切る。
2. 鍋に❶の野菜とⒶを入れて中火にかけ、煮立ってきたら弱火にし、にんじんがやわらかくなるまで煮る。
3. ボウルにⒷを入れて、スプーンでなめらかになるまで練り、❷の煮汁を100mlほど加えて溶けのばす。
4. ❷に❸、塩、こしょうを加え、ときどき混ぜながらとろみがつくまで煮る。
5. 器に❹を盛り、パセリをふる。

Part 6 たまねぎ氷
超健康レシピ

この章のメニューを常食して
早寝早起きと、ほどよい運動を続ければ、
きっと100歳まで病気知らず、ボケ知らず！

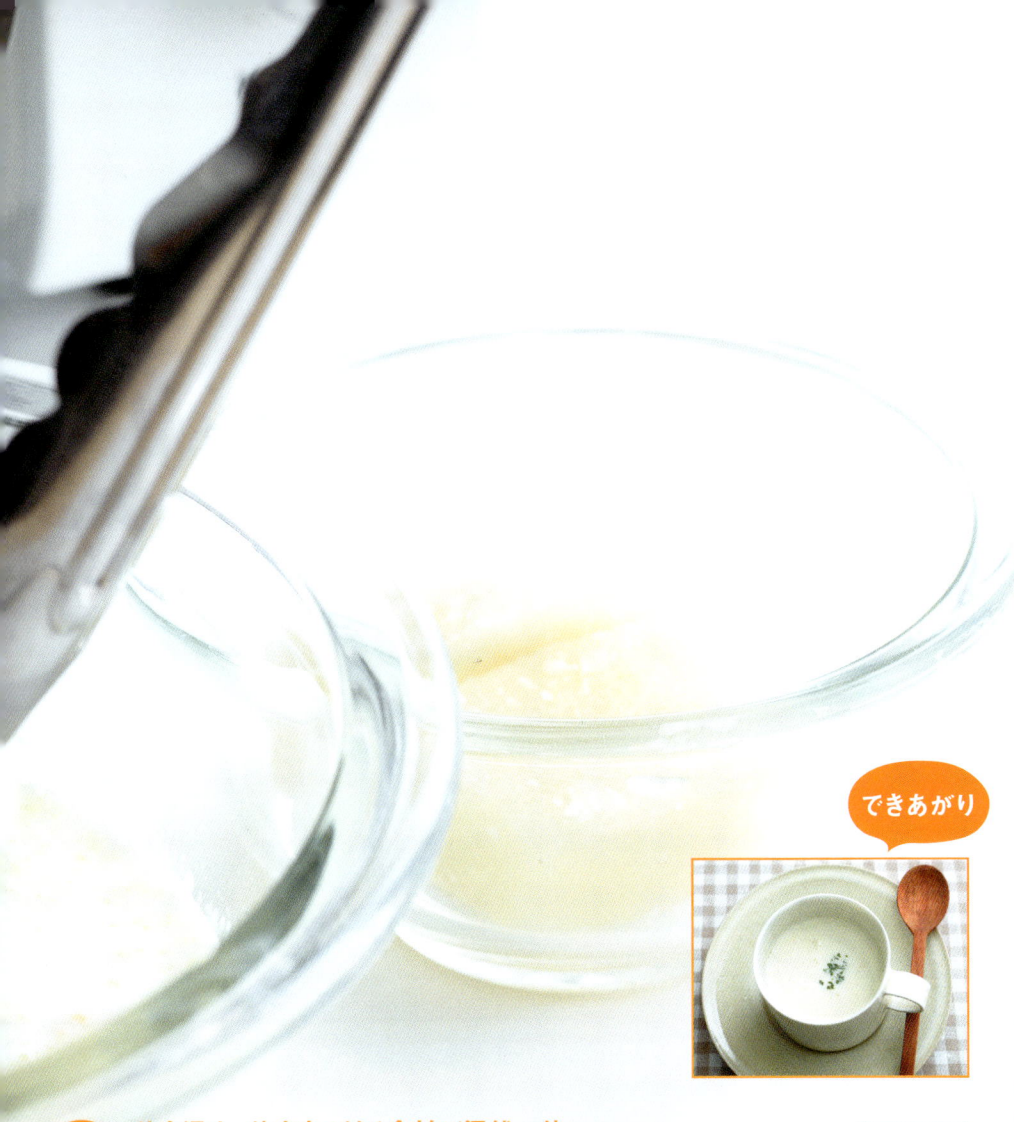

Recipe 64 ジンジャー入りポタージュ

体を温め、体力をつける食材が混然一体

できあがり

154kcal
塩分：0.4g
（1人分）

材料（2人分）

- 豆乳 ……………… 1カップ
- スキムミルク ……… 大さじ2
- Ⓐ しょうが（すりおろし） 小さじ1/4
- にんにく（すりおろし） 小さじ1/4
- ピザ用チーズ …… 小1袋（25g）
- たまねぎ氷 …………… 4個（100g）
- パセリ（みじん切り） ……… 少々

作り方

1. 耐熱ボウルにⒶを入れ、混ぜてスキムミルクを溶かす。
2. たまねぎ氷を加え、噴きこぼれやすいので、ラップはしないで電子レンジ600Wで5分、沸騰直前まで加熱。
3. 取り出して混ぜ、器に注ぎ、パセリをのせる。

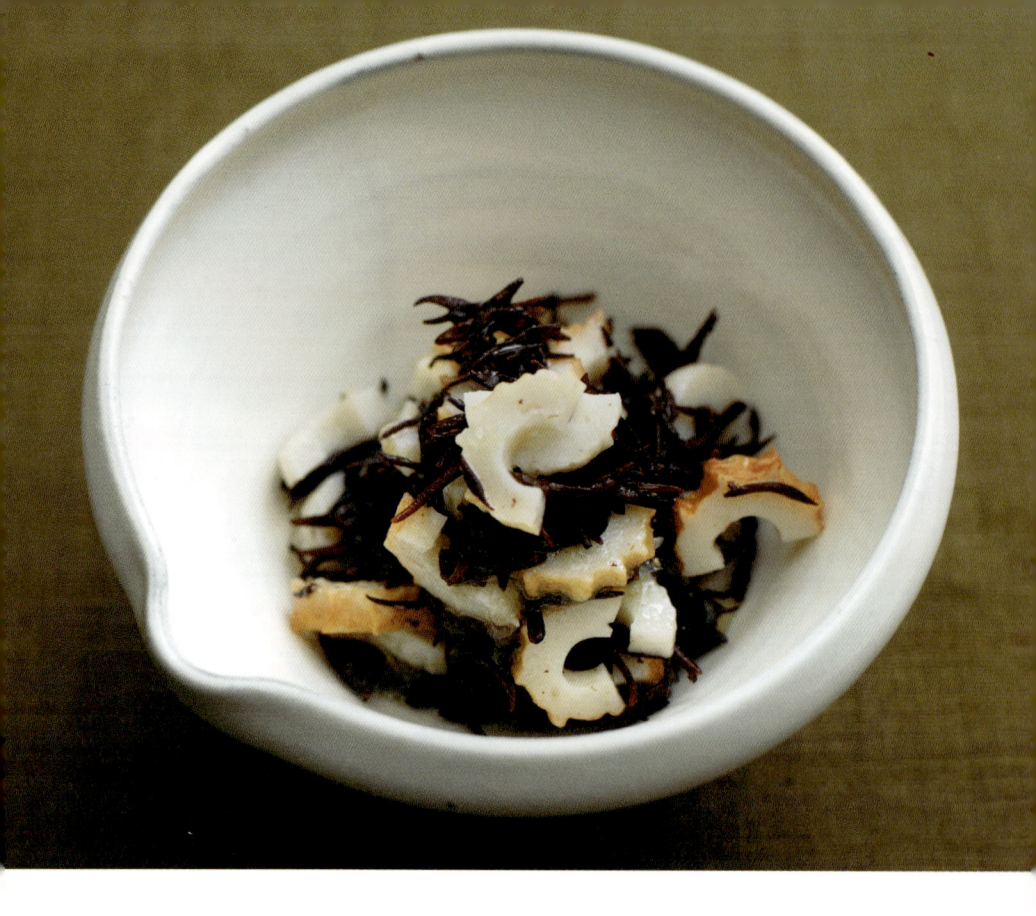

Recipe 65 — 海藻のミネラルと食物繊維で体調をととのえる
ちくわとひじきのサラダ

44kcal
塩分:0.6g
(1人分)

材料(2人分)
- 芽ひじき(乾) …………………… 5g
- ちくわ ………………… 小1本(30g)
- A
  - たまねぎ氷(解凍。P17参照)
    ……………………… 1個(25g)
  - サラダ油 ……………… 小さじ1
  - 塩、こしょう ………… 各少々

作り方
1. 芽ひじきはゆで戻し、水洗いし、ざるへ上げる。長ひじきのときは戻した後、2～3cm長さに切る。
2. ちくわは縦2つに切り、幅5mmに切る。
3. Aを合わせ、1、2をあえる。

Recipe 66 — きのこ炒め

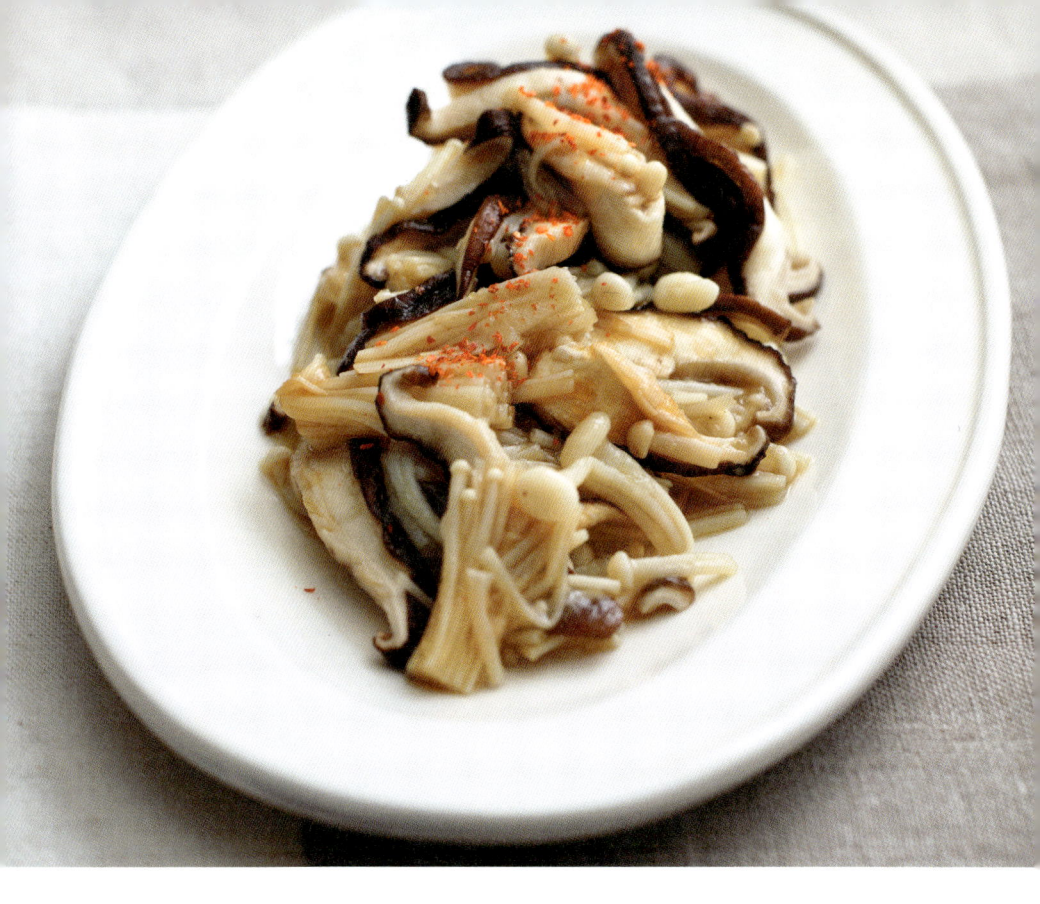

免疫力を上げてがんを抑えるならこれ

15kcal
塩分：0.4g
(1人分)

材料(2人分)

- 生しいたけ ………………… 2枚
- えのきたけ ………………… 50g
- A
  - たまねぎ氷（解凍。P17参照） ………………… 1個(25g)
  - しょうゆ ………………… 小さじ1
- 一味唐辛子 ………………… 少々

作り方

1. 生しいたけは石づきを取り、薄切りにする。えのきたけは石づきを落とし、3cm長さに切ってほぐす。
2. 耐熱ボウルに入れ、ふんわりとラップをし、電子レンジ600Wで1分加熱。
3. 取り出して軽く汁を切り、Aであえる。
4. 器に盛り、一味唐辛子をふる。

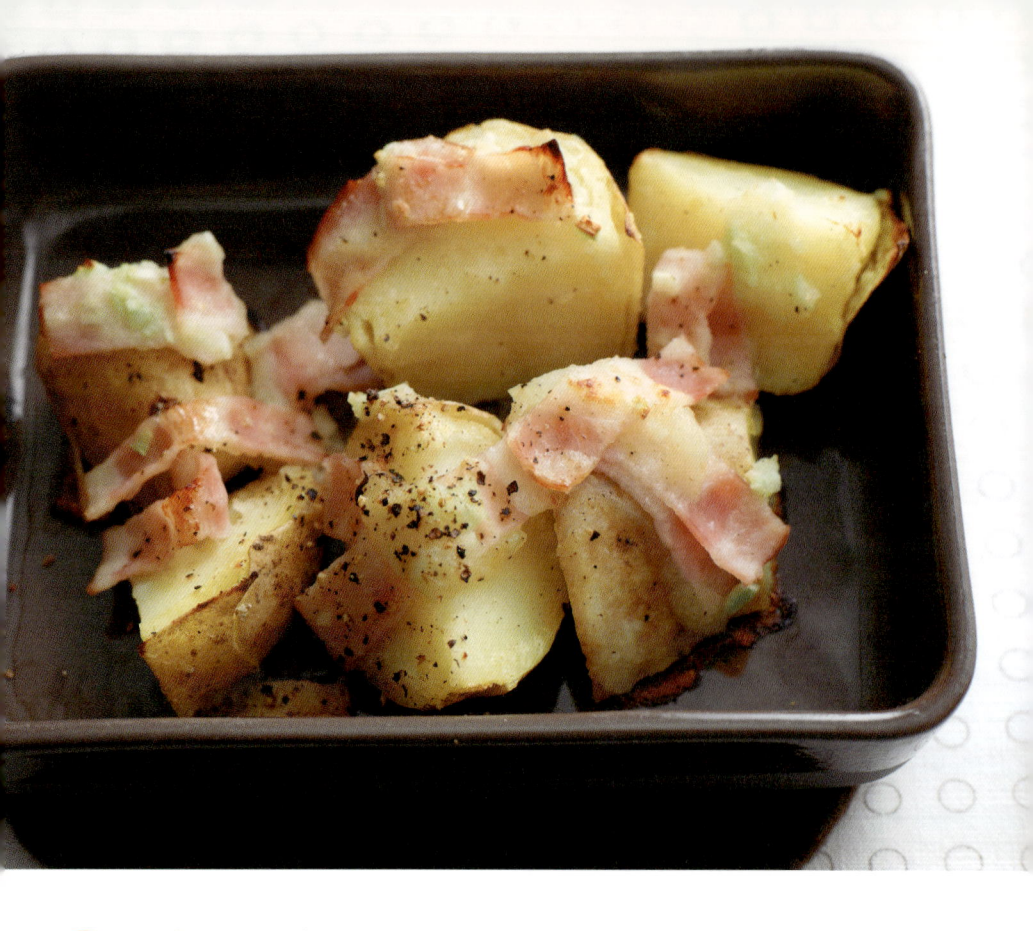

Recipe 67 子どもも好きなジャーマンポテトが、すぐできる
オニオンポテト

127kcal
塩分：0.4g
（1人分）

材料(2人分)
- じゃがいも……………………1個(150g)
- **A** たまねぎ氷（解凍。P17参照）
  - ……………………… 2個(50g)
  - にんにく(みじん切り)… 小さじ1
- ベーコン(薄切り)………………… 1枚
- 塩 ……………………………… 少々
- 黒こしょう(粗びき) …………… 少々
- サラダ油 ……………………… 小さじ1

作り方
1. じゃがいもはよく洗って皮付きのままポリ袋に入れ、口は閉じないで耐熱皿にのせる。
2. 電子レンジ600Wで3分加熱。竹串を刺してみてスッと通るようであれば取り出し、一口大に切る。
3. ボウルに **A** を合わせ、❷を入れて混ぜる。
4. ベーコンは1cm幅の細切りにする。
5. 薄くサラダ油を塗ったグラタン皿に❸を入れ、❹を散らす。塩、こしょうをふる。
6. オーブントースターの強で10分、表面に焼き色がつくまで焼く。

Recipe 68

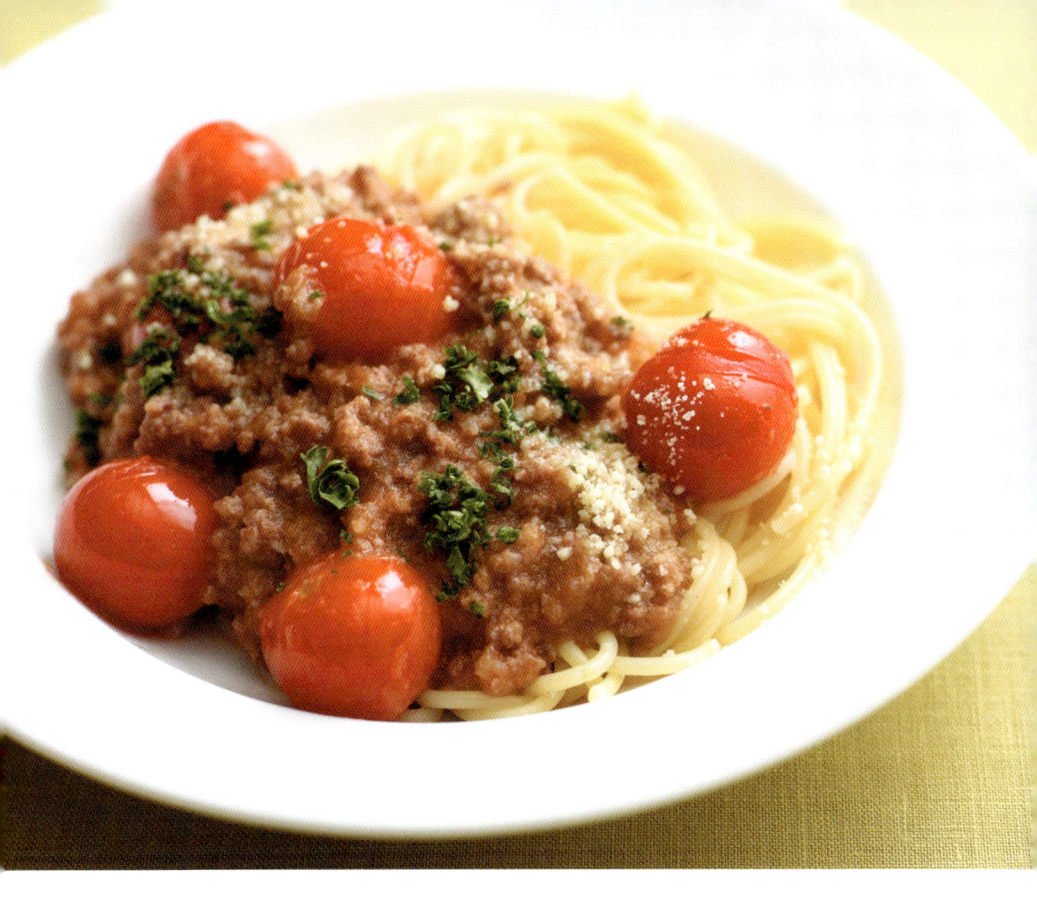

パスタをゆでている間に、本格ソースが完成

トマト、オニオン、牛ひき肉のパスタ

348kcal
塩分：0.6g
(1人分)

材料(2人分)

- 牛ひき肉　…………………　100g
- プチトマト（へたを取る）…　10個
- A 塩、こしょう　……………　各少々
- 鶏がらスープ（顆粒）…　小さじ1/4
- トマトケチャップ　………　大さじ1
- **たまねぎ氷** …………………4個（100g）
- スパゲティ（乾）………………　100g
- 粉チーズ………………………　少々
- パセリ（みじん切り）…………　少々

作り方

① 耐熱ボウルに🄐を入れて混ぜ、たまねぎ氷をのせ、ふんわりとラップをする。

② 電子レンジ600Wで2分加熱。取り出して混ぜ、電子レンジに戻し、さらに2分加熱する。取り出して混ぜる。

③ 鍋に水1ℓを沸かして塩大さじ1（分量外）を加え、スパゲティをゆでる。

④ 器に湯をきったスパゲティを盛り、②をかけ、パセリと粉チーズをふる。

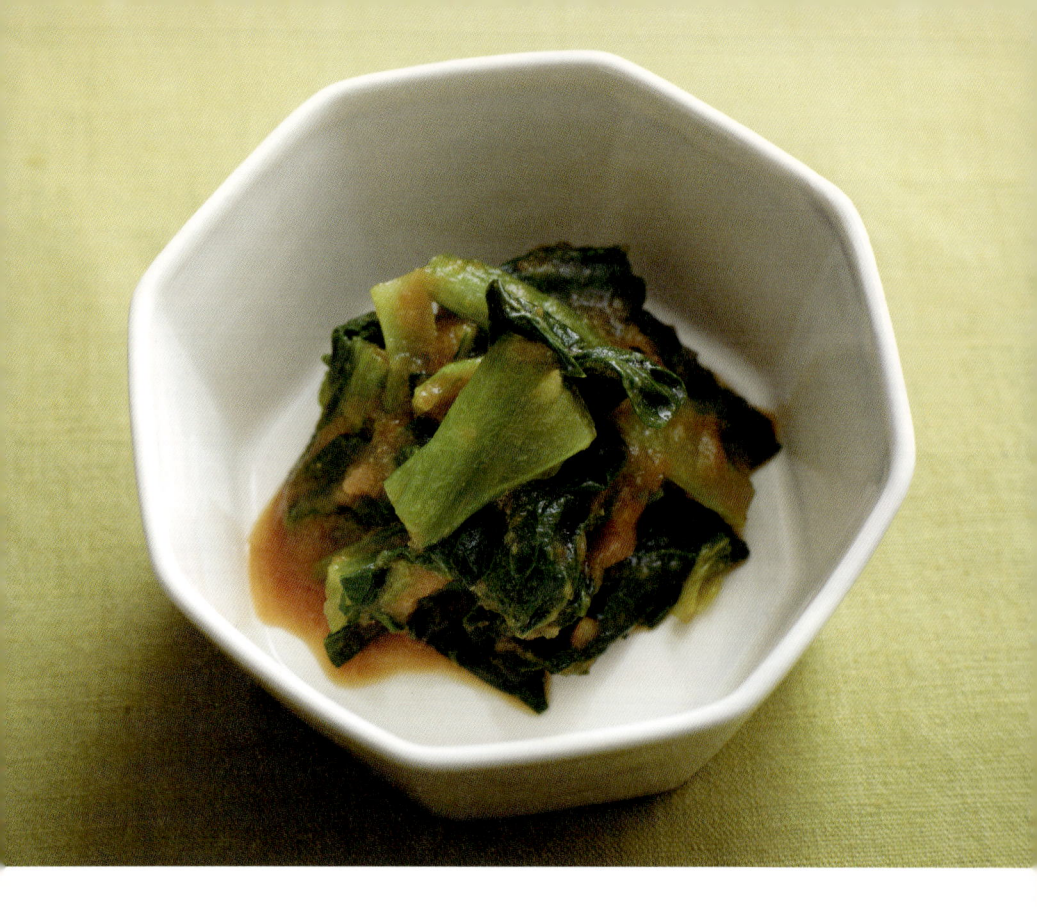

Recipe 69 小松菜は、ビタミンとカルシウムが豊富な優等生
小松菜のからしじょうゆあえ

24kcal
塩分：1.0g
(1人分)

材料(2人分)

小松菜………………………… 150g
A 　たまねぎ氷（解凍。P17参照）
　　………………………… 1個(25g)
　　しょうゆ …………… 小さじ2
　　練りからし ………… 小さじ1/2

作り方

① 小松菜は沸騰した湯で色よくゆでて水にとり、水気を絞る。3cm長さに切る。
② ボウルにAを混ぜ合わせ、①を加えてあえる。

Recipe 70 もやしのたまねぎ氷あえ

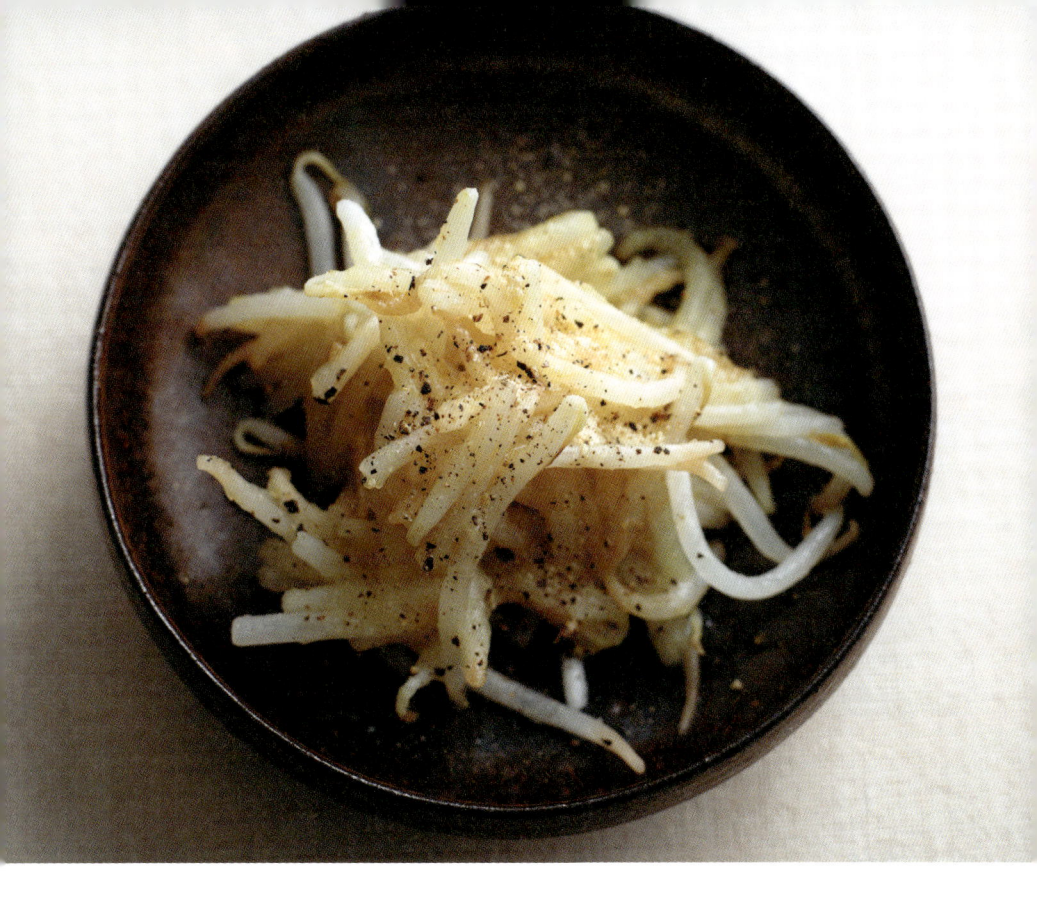

安い、低カロリー、おいしい。常備菜にどうぞ

25kcal
塩分：0.2g
(1人分)

材料(2人分)
- もやし……………………… 200g
- **たまねぎ氷（解凍。P17参照）** ……………………… 2個(50g)
- 鶏がらスープ（顆粒）……… 小さじ1/4
- 黒こしょう（粗びき）……… 少々

作り方
1. もやしをポリ袋に入れ、口は閉じずに電子レンジ600Wで2分加熱。ざるへ上げて水気をきる。
2. ①をたまねぎ氷であえて器に盛り、鶏がらスープとこしょうをふる。

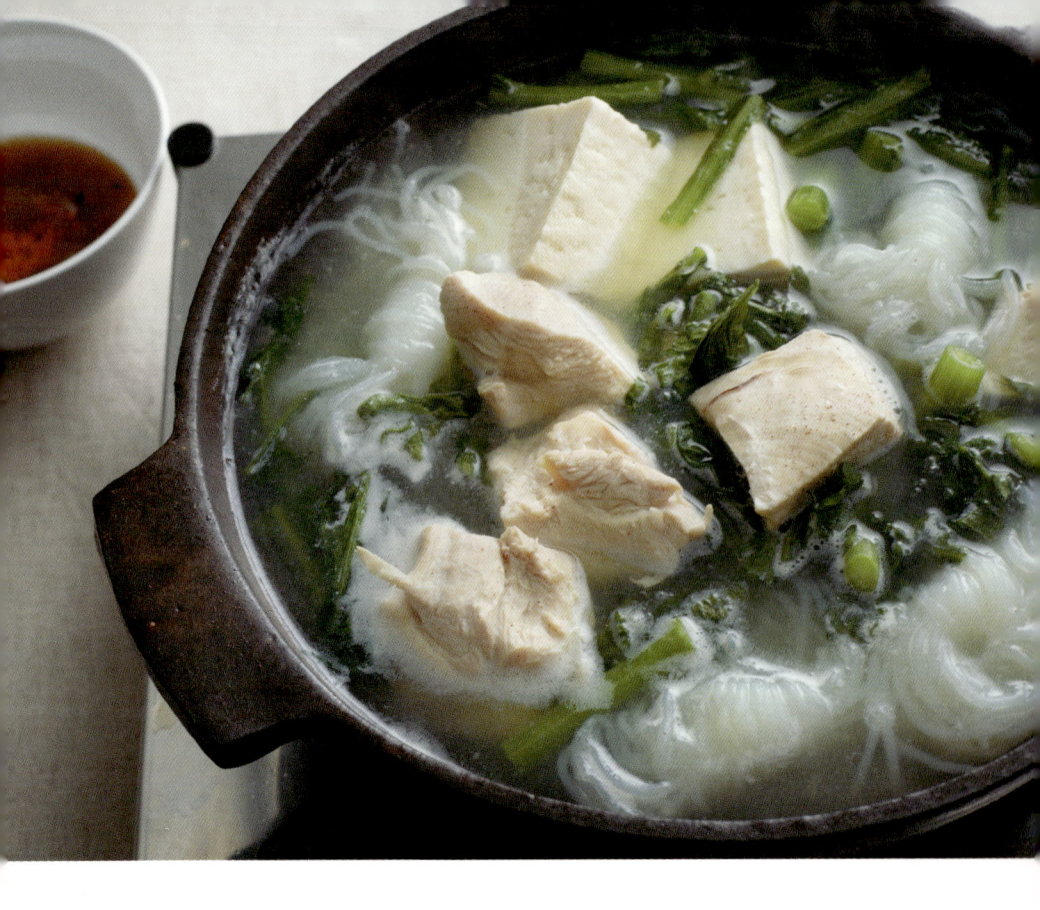

Recipe 71
水炊きは胃腸にやさしく、気力体力がつく滋養食
鶏肉水炊き風

257kcal
塩分：1.7g
(1人分)

材料(2人分)

鶏むね肉（皮なし・一口大に切る）
……………………………………… 200g
昆布…………………… 5cm角2枚
たまねぎ氷 ……………8個(200g)
水 ……………………………4カップ
木綿豆腐（2つに切る）………… 100g
しらたき（糸巻き状に巻いたもの）… 6個
春菊（4cm長さに切る）………… 200g

A
　たまねぎ氷（解凍。P17参照）
　……………………………4個(100g)
　ポン酢しょうゆ ………… 小さじ2
　七味唐辛子 ……………………少々

万能ねぎ（小口切り）……………少々
塩、こしょう ……………………各少々

作り方

① 鍋に湯を沸かし、鶏肉を加えて、色が変わったらざるへ上げる。
② 鍋を洗って鶏肉を戻し、昆布、たまねぎ氷を加え、水を注ぎ、火にかける。煮立ってきたら中火弱の火加減で30分、鶏肉がやわらかくなるまで煮る。
③ 豆腐、しらたき、春菊を加え、ひと煮して火を止め、食卓に運ぶ。
④ 取り分け皿2枚に **A** と万能ねぎを入れ、鶏肉や豆腐、しらたき、春菊をつけながらいただく。スープは湯のみにとり、塩、こしょう、万能ねぎを加えていただく。

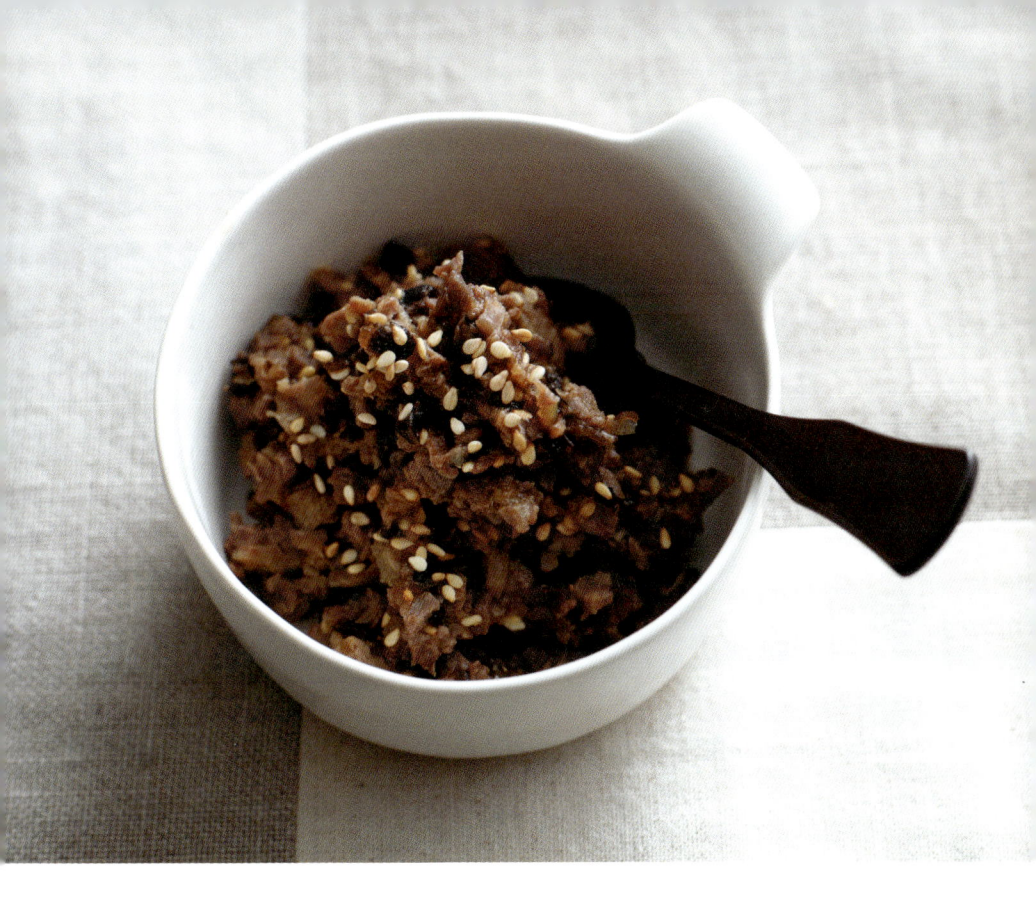

Recipe 72
コリコリ食感コンビで作る、薬膳そぼろ
砂肝ときくらげのそぼろ

45kcal
塩分：0.3g
(1人分)

材料(2人分)

砂肝	60g
きくらげ(乾)	大2枚(1g)
A たまねぎ氷(解凍。P17参照)	1個(25g)
オイスターソース	小さじ1
いりごま(白)	少々

作り方

① 砂肝は熱湯でゆでる。ざるへ上げて冷まし、みじん切りにする(フードプロセッサーで粗きざみにしてもよい)。
② きくらげは水で戻し、石づきを取り、みじん切りにする。
③ 鍋に①、②、Ⓐを入れて火にかけ、強火で汁気がなくなるまでいりつける。
④ 器に盛り、いりごまをふる。

Part 7 たまねぎ氷 血液サラサラレシピ

血液さえサラサラなら、余分な脂肪や毒素がたまらないので病気も肥満も寄りつきません。究極のサラサラレシピをご紹介！

Recipe 73
新陳代謝、血行、便通をよくする成分が満載
いわしのたまねぎ氷二人鍋

204kcal
塩分：2.2g
（1人分）

材料（2人分）

- 白菜 ……………………… 200g
- ごま油 …………………… 小さじ2
- 白菜キムチ ……………… 100g
- たまねぎ氷 ……………… 2個（50g）
- 水 ………………………… 2カップ
- いわし（頭と内臓を除いたもの）
  ………………………… 4尾（200g）
- しょうゆ ………………… 小さじ4

作り方

① 白菜は葉と茎に分け、葉は4～5cm角切り、茎は2×5cmの短冊に切る。
② 鍋にごま油を熱し、キムチを炒め、たまねぎ氷を加え、水を注ぐ。
③ 煮立ってきたら、いわしと①を加え、次に煮立ってきたらアクを引き、しょうゆで調味し、火を止める。
④ 食卓にセットした卓上コンロにのせ、煮ながら取り分けていただく。

できあがり

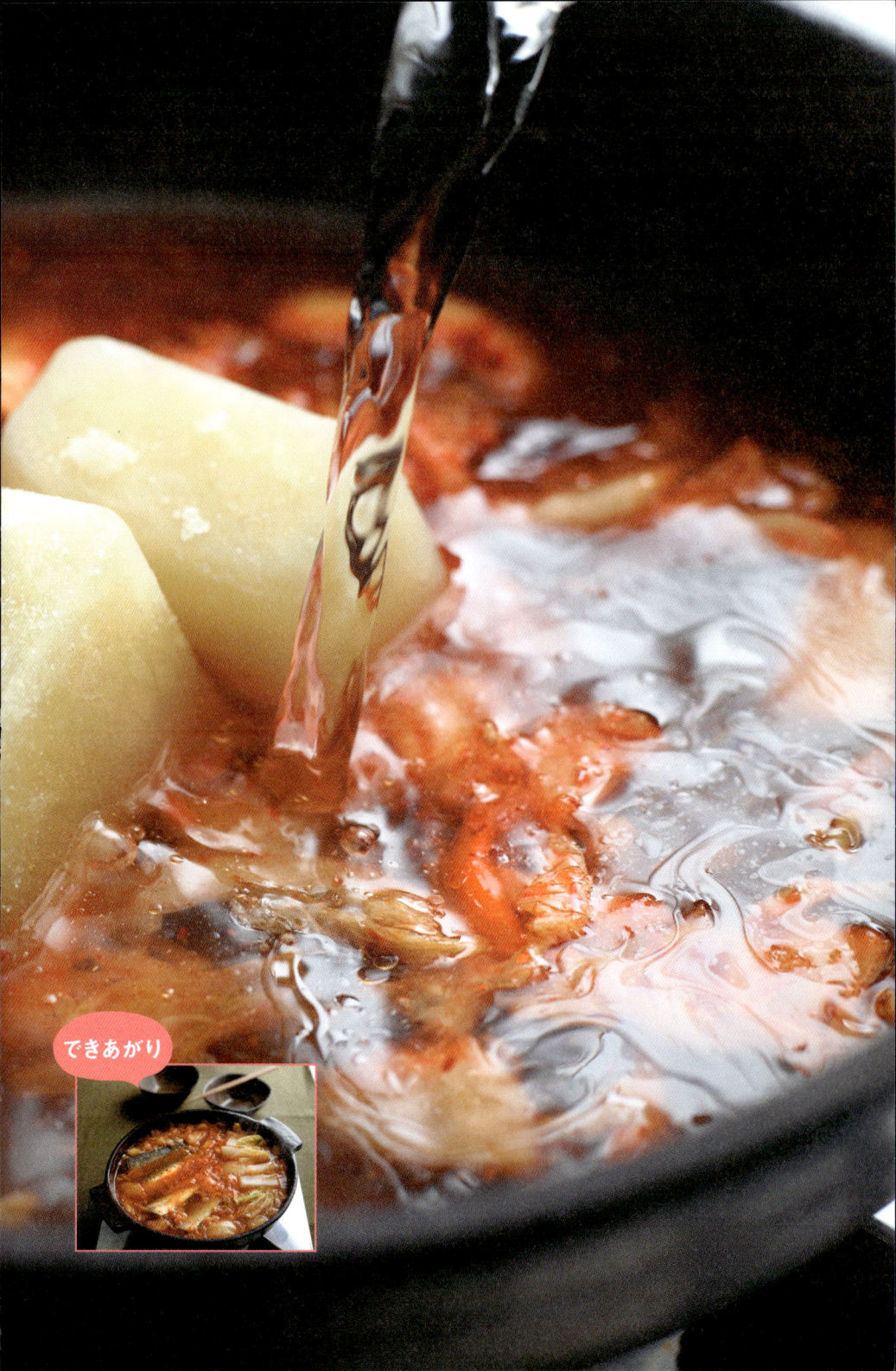

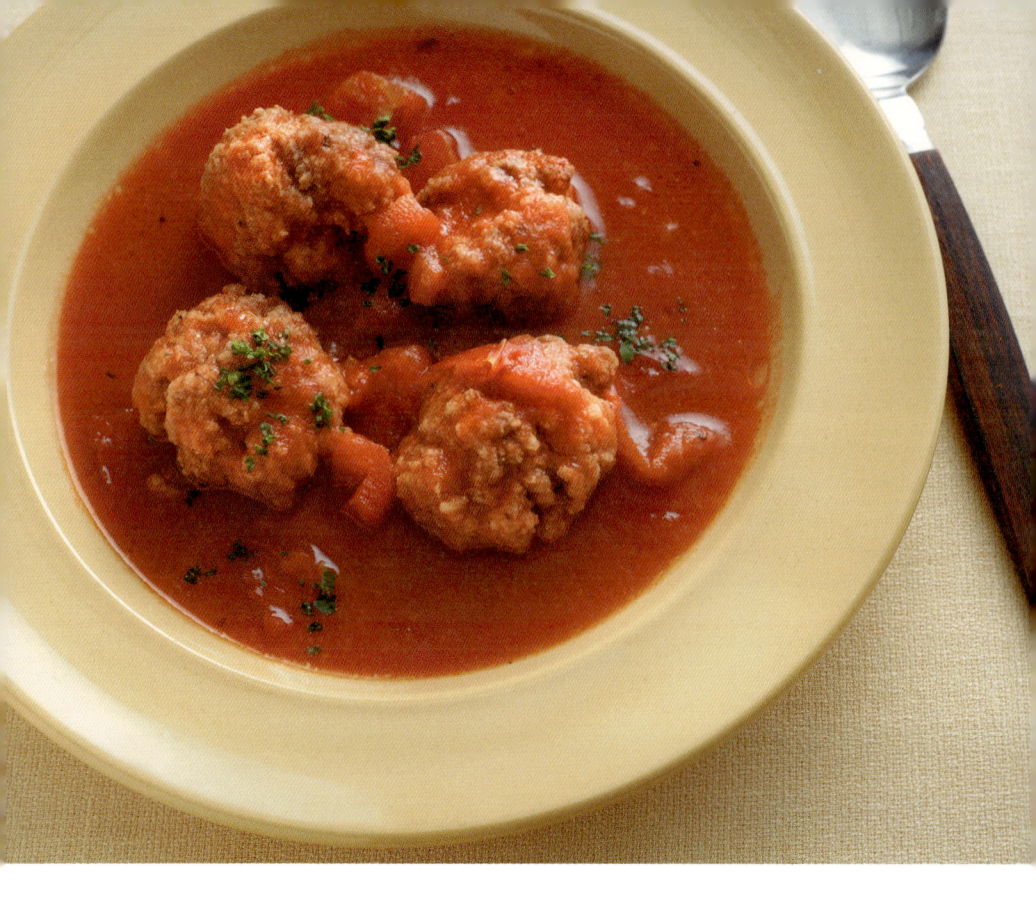

お弁当にもおすすめの、血管若返りミートボール
Recipe 74 ミートボールのトマト煮

224kcal
塩分：1.6g
（1人分）

材料（2人分）

- 合いびき肉 …………………… 150g
- A
  - たまねぎ氷（解凍。P17参照） …………………… 2個（50g）
  - パン粉 …………………… 大さじ3
  - 鶏がらスープ（顆粒） … 小さじ1/2
  - こしょう …………………… 少々
- 水 …………………… 1カップ
- たまねぎ氷 …………………… 2個（50g）
- トマト（水煮・カット） ………… 200g
- 塩、こしょう …………………… 各少々
- パセリ（みじん切り） ………… 2本

作り方

1. 合いびき肉にAを加え、なめらかになるまで練り、8等分して丸める。
2. 鍋に水とたまねぎ氷を加えて火にかけ、たまねぎ氷が溶けたら①のミートボールを加える。
3. 上下を返しながら火を通し、トマトを加えて軽く煮込み、塩、こしょうし、火を止める。
4. 器に盛り、パセリをふる。

Recipe 75 ぶりの照り焼き

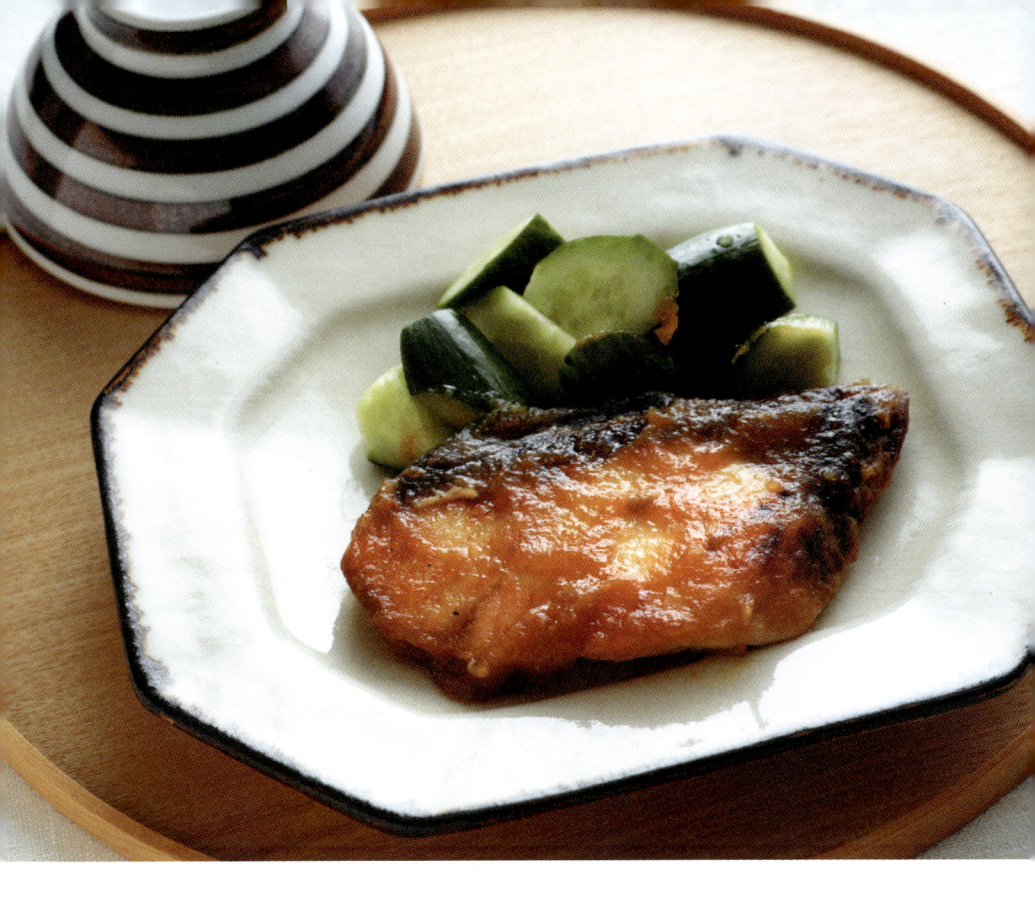

照り焼きも、たまねぎ氷効果でまろやかに

262kcal
塩分：1.3g
（1人分）

材料(2人分)
きゅうり	1本
塩	少々
ぶり	2切れ (170g)
小麦粉	小さじ1
塩、こしょう	各少々
サラダ油	小さじ1
たまねぎ氷	2個 (50g)
しょうゆ	小さじ2

作り方
1. きゅうりは乱切りにし、塩を軽くふる。
2. ポリ袋に小麦粉、塩、こしょうを入れ、ぶりを加え、ふってまぶす。
3. フライパンを熱し、サラダ油を流し、❷を並べ入れ、両面をこんがりと焼く。
4. たまねぎ氷としょうゆを加え、たまねぎ氷が溶けてきたら、スプーンでたれをすくってぶりにかけてからめ、火を止める。
5. 器に盛り、❶を添える。

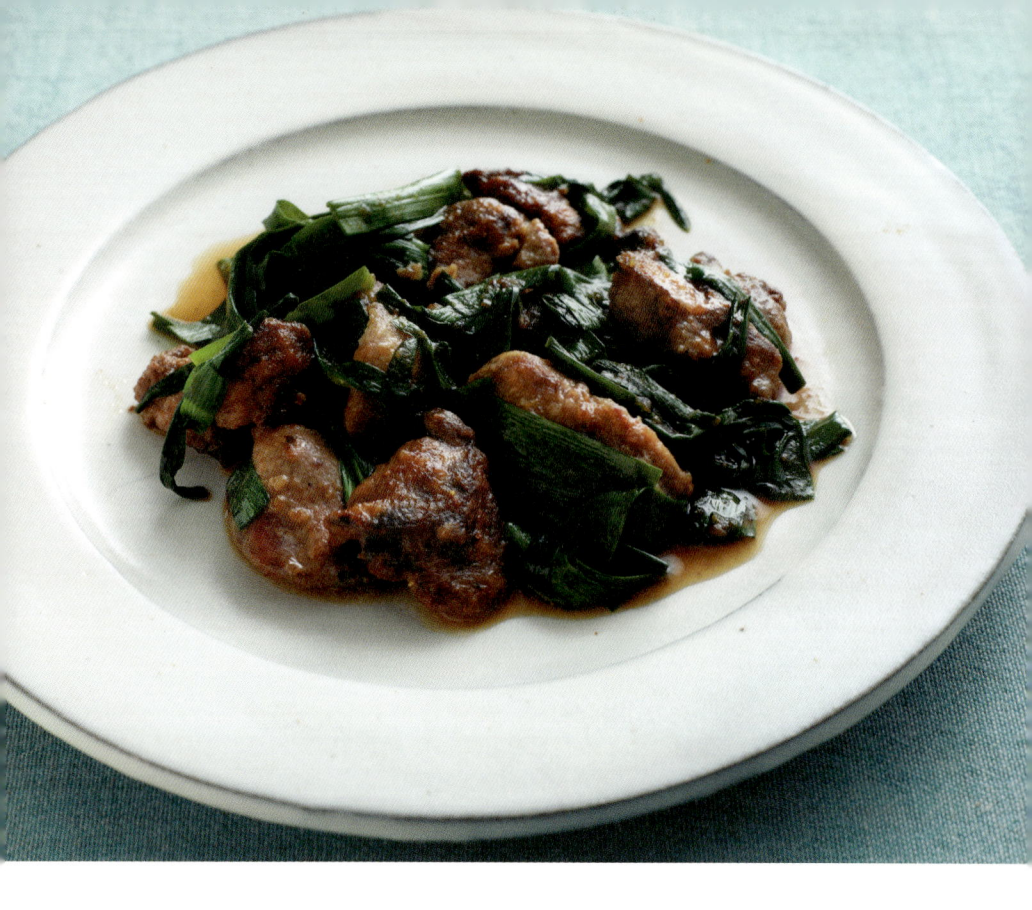

Recipe 76
レバにらに、たまねぎ氷が加われば怖いものなし
鶏レバにら炒め

132kcal
塩分：1.6g
（1人分）

材料(2人分)
にら	100g
鶏レバー	100g
小麦粉	小さじ1
塩、こしょう	各少々
サラダ油	小さじ2
A たまねぎ氷	2個(50g)
A しょうゆ	大さじ1
A 酒	大さじ1

作り方
1. にらは4cm長さに切る。
2. 鶏レバーは包丁の先を入れて切り開き、中の血のかたまりを除く。レバーはペーパータオルで押さえ、表面ににじんだ血液を取り、幅2cmのそぎ切りにする。
3. 小麦粉、塩、こしょうを入れたポリ袋に❷を移し、ふってまぶす。
4. フライパンにサラダ油を熱し、❸を加えて強火で炒める。レバーに焼き色がついたらⒶを加え、たまねぎ氷が溶けたら全体にからめる。❶を加えてサッと炒めて火を止める。

Recipe 77 ホイコウロウ

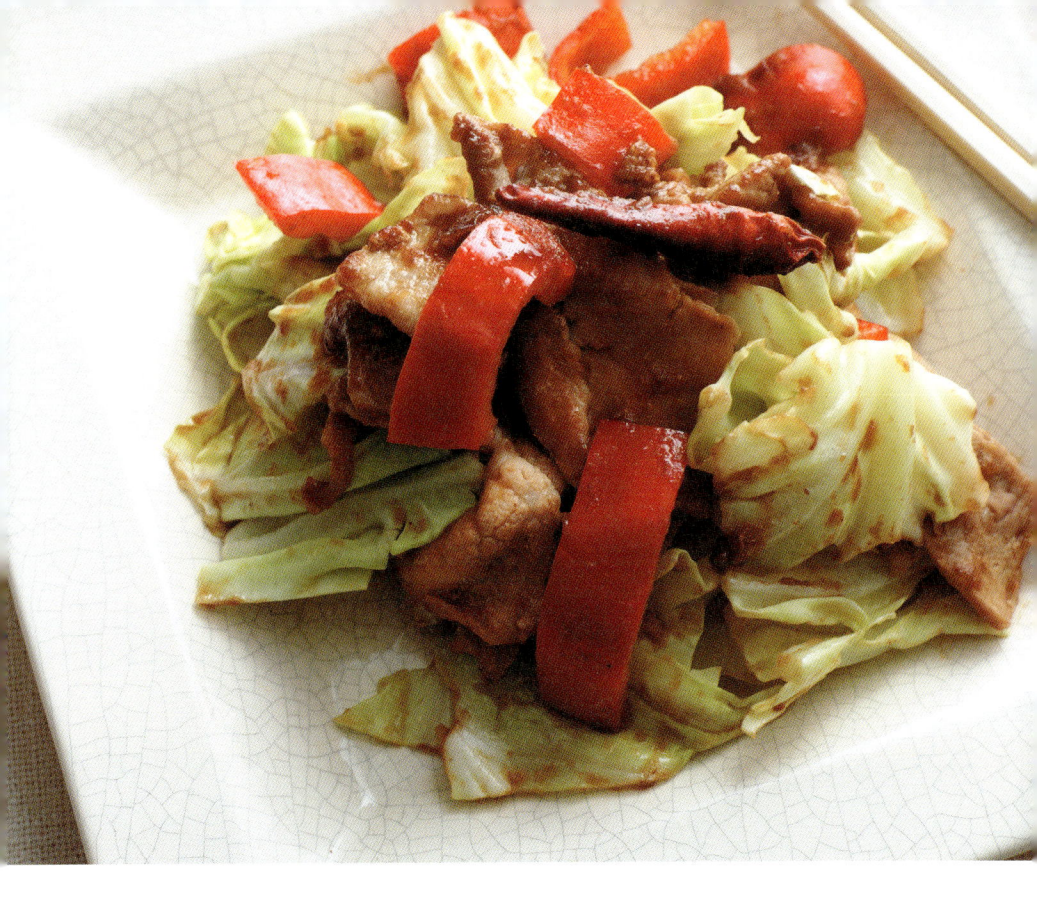

人気の中華メニュー。疲労こんぱいでも元気復活

235kcal
塩分：0.8g
(1人分)

材料(2人分)

A
- たまねぎ氷（解凍。P17参照） 2個(50g)
- 赤唐辛子 1本
- テンメンジャン 大さじ1

- キャベツ 200g
- 赤ピーマン 1個
- 豚もも薄切り肉 150g
- ごま油 小さじ2

作り方

1. ボウルにAを入れて混ぜる。
2. キャベツは一口大にちぎる。ピーマンは1〜1.5cm幅の短冊切りにする。ポリ袋に入れ、口を閉じずに電子レンジ600Wで3分加熱し、軽く火を通す。
3. 豚肉は幅3cmに切る。
4. フライパンにごま油を熱し、3を入れて炒め、色が変わったら2と1を加えて炒め、ソースがからまったら火を止める。

Part 8 たまねぎ氷ダイエットレシピ

新陳代謝を高め、体の余分な脂肪を排出し、便通をよくする。たまねぎ氷はダイエットの救世主です。夕食に、1週間、摂り入れてみて！

Recipe 78 胚芽米と肉野菜炒めの10品目膳

395kcal
塩分：1.8g
(1人分Total)

- ●ご飯（胚芽米） ●五目野菜炒め（豚肉入り）
- ●もやしとにらのみそ汁

〕たまねぎ氷3個（75g）／人

◎ご飯（胚芽米）100g／人（1人分167kcal、塩分0.0g）

◎五目野菜炒め（1人分179kcal、塩分0.6g）

材料(2人分)

豚薄切り肉	80g
たまねぎ	100g
ピーマン	2個（60g）
にんじん	100g
ゆでたけのこ	60g
サラダ油	小さじ2
塩、こしょう	各少々
たまねぎ氷（解凍。P17参照）	2個（50g）
しょうゆ	小さじ1

作り方
1. 豚肉は4cm角に切る。たまねぎとピーマン、たけのこは3cm角に切る。にんじんは乱切りにし、軽くゆでる。
2. フライパンにサラダ油を熱し、豚肉を入れて炒め、火が通ったら野菜を加えて炒め、塩、こしょうする。
3. たまねぎ氷としょうゆを加え、ひと混ぜして火を止める。

◎もやしとにらのみそ汁（1人分49kcal、塩分1.2g）

材料(2人分)

もやし	100g
にら	50g
A　たまねぎ氷	4個（100g）
A　水	1カップ
A　和風だし（顆粒）	小さじ1/4
みそ	大さじ1

作り方
1. にらは3cm長さに切る。
2. 鍋にAともやしを入れ、火にかける。
3. たまねぎ氷が溶けて煮立ってきたら、みそを溶き入れ、ひと煮して火を止める。

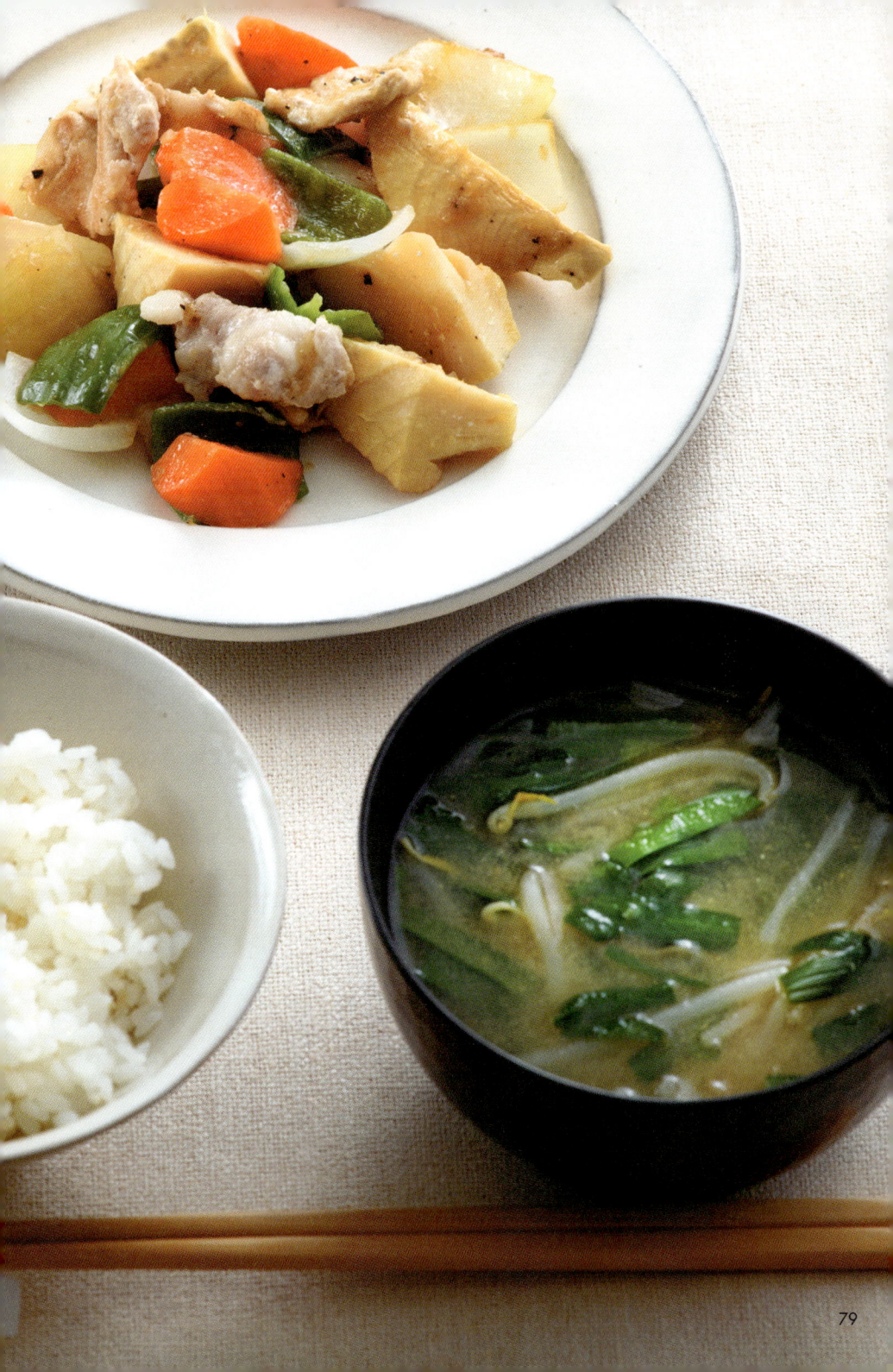

401kcal
塩分：2.0 g
(1人分Total)

Recipe 79　たまねぎ氷入りでふわっと揚がる天ざる膳

- 天ざる　● つけつゆ　} たまねぎ氷2個 (50g) /人
- きゅうりもみ

◎天ざる（1人分385kcal,塩分1.4g）

材料(2人分)

A
- ゆでそば………………… 200g
- めんつゆ（ストレート）
　………………… 100mℓ
- **たまねぎ氷（解凍。P17参照）**
　………………… 2個（50g）
- 無頭えび………………… 4尾
- なす……………………… 50g
- かぼちゃ………………… 50g
- さやいんげん…………… 20g

B
- 天ぷら粉………… 大さじ3
- **たまねぎ氷（解凍。P17参照）**
　………………… 1個（25g）
- 水………………… 大さじ2

<薬味>
- 万能ねぎ（小口切り）…… 少々
- 大根おろし……………… 30g
- しょうが（すりおろし）小さじ1
- 揚げ油…………………… 適量
- きざみのり……………… 少々

作り方

① えびは背わたを取り、尾を残して殻をむく。腹側に切り込みを入れる。なすは幅5mmの斜め切り、かぼちゃは幅3mmのくし形切り、さやいんげんは長さを2等分する。
② 揚げ油を170℃に熱し、①をBの衣につけて入れて揚げる。たまねぎ氷入り衣なので、ふんわり揚がる。
③ そばをさっと水で洗って、器に盛り、きざみのりをのせる。
④ ②の天ぷらを器に盛り合わせ、Aのめんつゆと薬味を添える。

◎きゅうりもみ（1人分16kcal,塩分0.6g）

材料(2人分)
- きゅうり………………… 1本
- カットわかめ（乾）…… 小さじ1
- しょうが（薄切り）
　………… 4枚（せん切り）

A
- 酢………… 大さじ1と1/2
- **たまねぎ氷（解凍。P17参照）**
　………………… 1個（25g）
- 塩………………… 小さじ1/4

作り方

① きゅうりは薄い小口切りにし、塩少々をふり、しんなりしたら軽くもみ、水洗いし、固く絞る。
② わかめはひたひたの水で戻し、ざるへ上げる。
③ Aを合わせ、①、②をあえて器に盛り、しょうがをのせる。

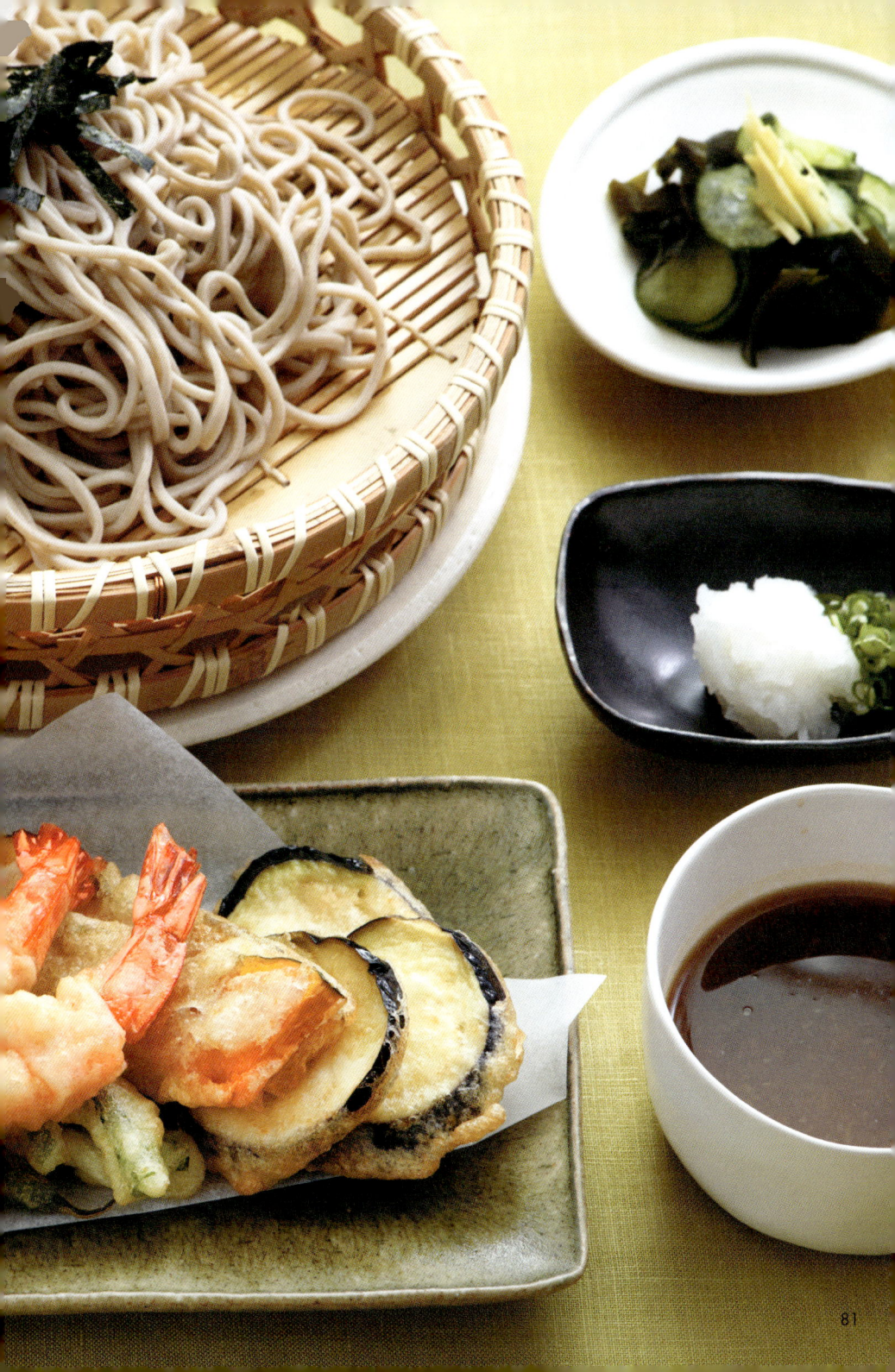

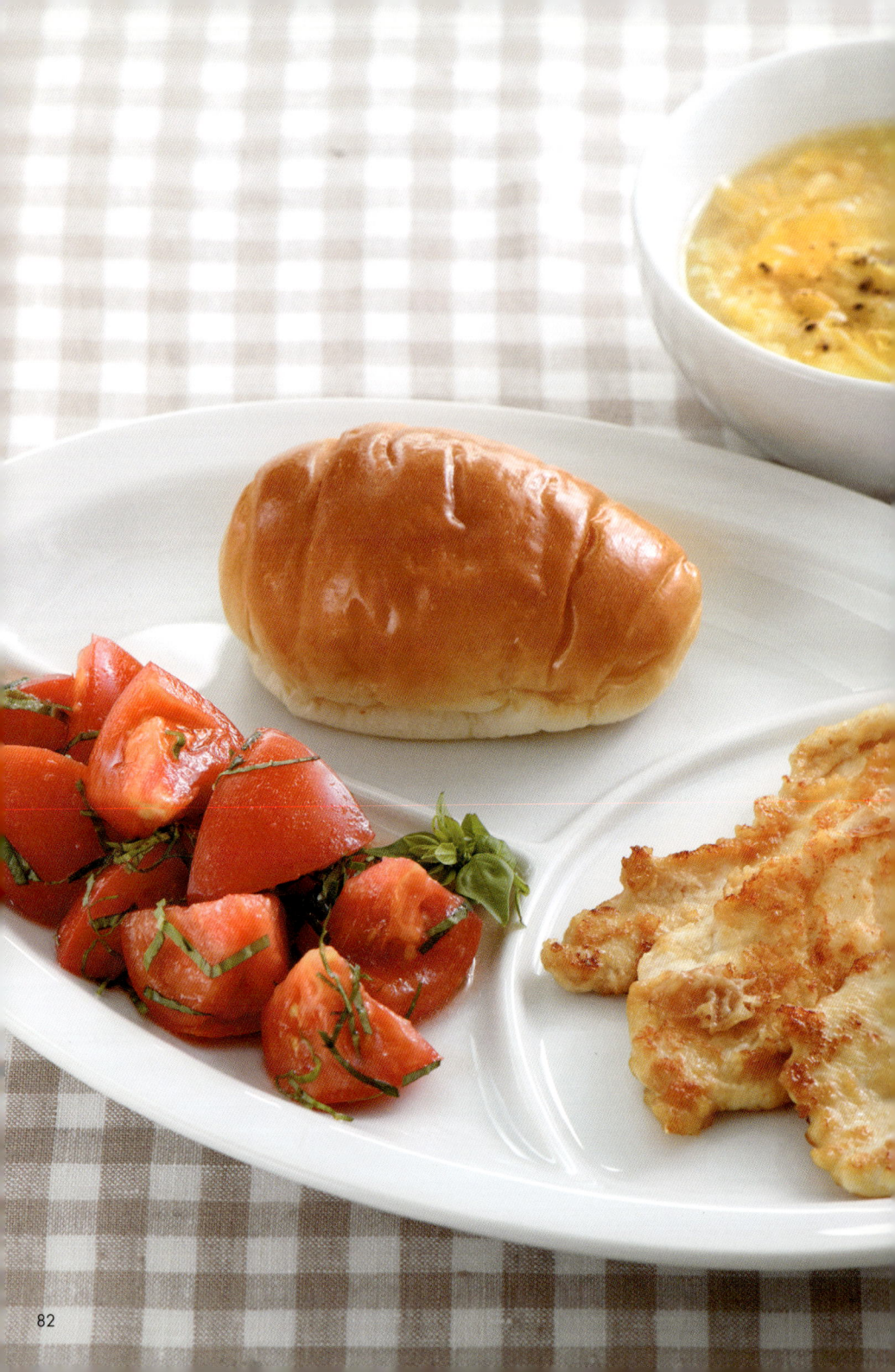

> 370kcal
> 塩分：2.7g
> （1人分Total）

Recipe 80 洋食屋さん風コーンスープとチキンソテーの低カロ膳

- ●ロールパン　●チキンソテー
- ●トマトサラダ　●コーンスープ

｝たまねぎ氷2個（50g）／人

◎ロールパン 1個/人（1人分84kcal, 塩分0.4g）

◎チキンソテー（1人分160kcal, 塩分1.0g）

材料（2人分）

- 鶏むね肉（皮なし）……… 150g
- A ┃ たまねぎ氷（解凍。P17参照）
- 　　……………………… 2個（50g）
- 　　しょうゆ ………… 小さじ2
- 　　にんにく（すりおろし）小さじ1/2
- 薄力粉 ………………… 大さじ1
- サラダ油 ……………… 小さじ2

作り方
1. 鶏むね肉は一口大にそぎ切りにする。Aを合わせ、鶏肉を加えて漬け、10分ほどおく。
2. ①に薄力粉をまぶす。
3. フライパンにサラダ油を熱し、②を並べ入れ、両面きつね色になるまで、中火で各4分焼く。

◎トマトサラダ（1人分55kcal, 塩分0.6g）

材料（2人分）

- トマト（完熟）………… 200g
- A ┃ たまねぎ氷（解凍。P17参照）
- 　　……………………… 1個（25g）
- 　　すし酢 …………… 大さじ1
- 　　サラダ油 ………… 小さじ1
- 　　赤ワイン ………… 小さじ1
- バジルの葉（せん切り）…… 少々

作り方
1. トマトはへたを取り、乱切りにする。
2. Aを合わせ、トマトをあえ、バジルの葉を散らす。

◎コーンスープ（1人分71kcal, 塩分0.7g）

材料（2人分）

- コーン（缶詰・クリームタイプ）
- 　…………………………… 50g
- 卵 …………………………… 1個
- A ┃ たまねぎ氷 …… 1個（25g）
- 　　水 ………………… 1カップ
- 　　鶏がらスープ（顆粒）… 小さじ1/4
- かたくり粉 …………… 小さじ1/2
- 水 ……………………… 小さじ1
- 塩、こしょう ………… 各少々

作り方
1. 鍋にコーンを入れて火にかけ、Aを混ぜながらたまねぎ氷を溶かす。
2. 煮立ってきたら塩、こしょうで調味し、水溶きかたくり粉を加えてとろみをつけ、溶き卵をまわしかけ、半熟状になったら火を止める。

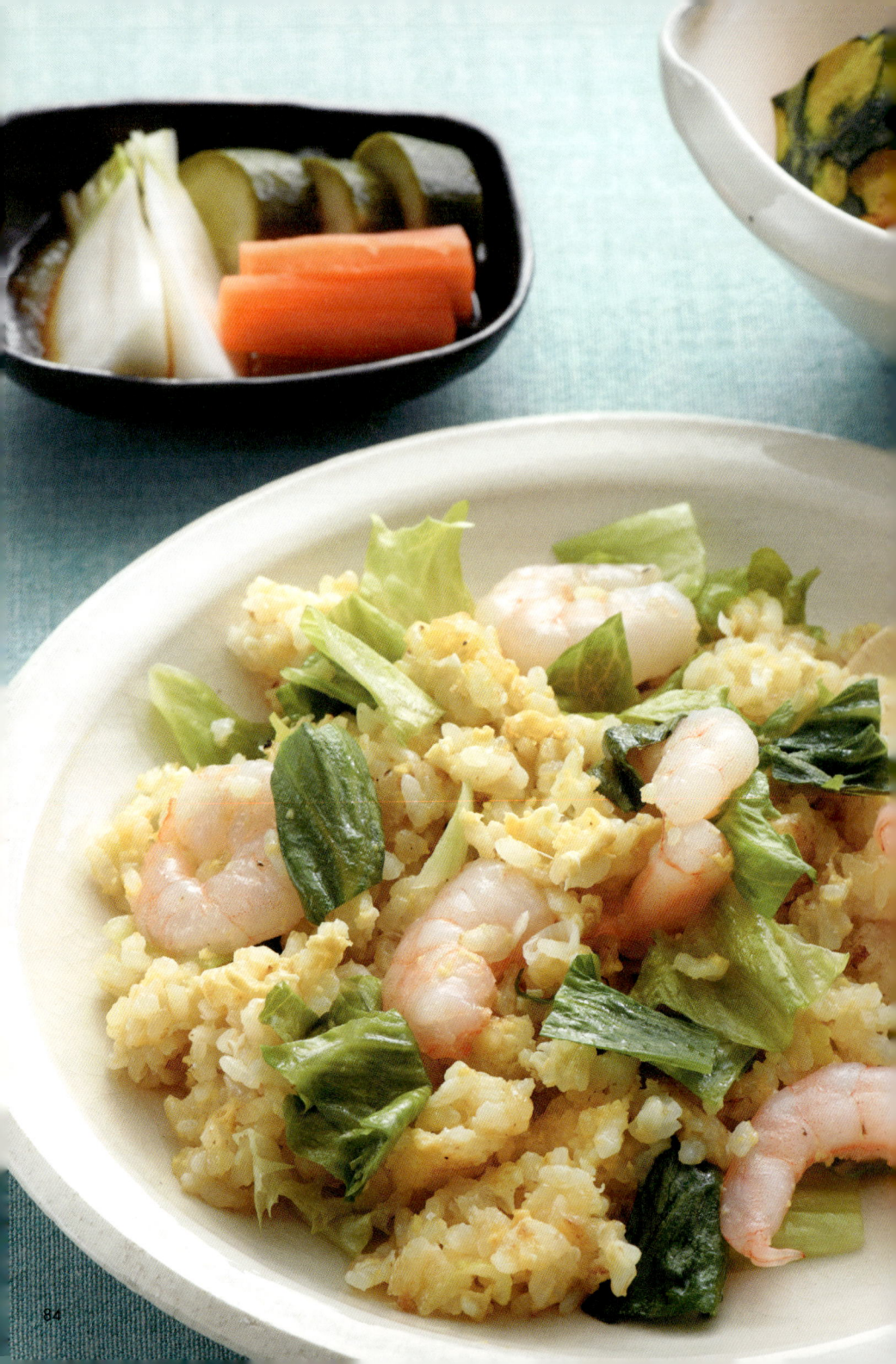

Recipe 81 えび、卵、ねぎの きれいにやせる膳

402kcal
塩分：1.7 g
（1人分Total）

- ●チャーハン　●かぼちゃの煮物
- ●ぬか漬け

｝たまねぎ氷2個（50g）／人

◎チャーハン（1人分291kcal, 塩分0.4g）

材料（2人分）

むきえび	100g
長ねぎ（白い部分）	約8cm
卵	1個
たまねぎ氷（解凍。P17参照）	2個（50g）
ご飯（胚芽米・温かいもの）	200g
レタス	1枚
ごま油	小さじ2
塩	ふたつまみ
こしょう	少々
しょうゆ	少々（4滴ほど）

作り方

① えびは背わたを取る。
② 長ねぎはみじん切りにする。レタスは約2cm角の大きさに切っておく。
③ 卵を溶き、たまねぎ氷を加えて混ぜる。フライパンを熱し、ごま油を入れる。
④ ご飯を加え、強火でほぐし、③をご飯の上にかける。卵が固まる前に、手早く混ぜる。
⑤ 卵が細かくなって完全に火が入り、卵焼きのような良い香りが立ってきたら、塩、こしょうをする。
⑥ えびと長ねぎを加え、火が通るまで炒め、レタスを加え、大きく混ぜ合わせる。
⑦ しょうゆをふりかけ、水大さじ1/2（分量外）を回し入れて火を止める。

◎かぼちゃの煮物（1人分96kcal, 塩分0.1g）

材料（2人分）

かぼちゃ	200g（正味）
たまねぎ氷（解凍。P17参照）	1個（25g）
塩	少々
水	大さじ2

作り方

① かぼちゃはワタと種を除き、長さを2等分し、それぞれを4等分に切って、皮をところどころむく。
② 耐熱ボウルにかぼちゃの皮を上にして入れ、たまねぎ氷をのせ、塩をふりかけて水をかける。両端を少しあけてラップをする。
③ 電子レンジ600Wで4分加熱する。途中で一度取り出し、たまねぎ氷をからませるとよい。
④ 時間がきたら竹串を刺してみて、スッと通るようであれば取り出す。

◎ぬか漬け（1人分15kcal, 塩分1.2g）

材料（2人分）

ぬか漬け（市販品）きゅうり、大根、にんじんなど	60g
たまねぎ氷（解凍。P17参照）	1個（25g）
しょうゆ	小さじ1

作り方

① ぬか漬けは洗って切る。
② 器2つにたまねぎ氷を等分に入れ、しょうゆをたらし、①をのせる。

434 kcal
塩分：2.4 g
(1人分 Total)

Recipe 82 鶏肉、青菜の栄養をしっかりいただく和食膳

- ご飯（胚芽米）
- 鶏の酒蒸し
- みそ汁（小松菜、油揚げ）

―たまねぎ氷2個（50g）／人

◎ご飯（胚芽米）100g／人
（1人分167kcal、塩分0.0g）

◎鶏の酒蒸し
（1人分207kcal、塩分1.2g）

材料（2人分）

きゅうり	1本
レタス	2枚
鶏むね肉（皮なし）	1枚（200g）
塩	少々
酒	大さじ1
しょうが（皮付き薄切り）	2枚
長ねぎ（4cm長さ）	2本
A　たまねぎ氷（解凍。P17参照）	2個（50g）
マヨネーズ	小さじ1
練りごま（白）	小さじ2
しょうゆ	小さじ2

作り方
1. きゅうりは長さを3等分に切り、せん切りにする。レタスは一口大にちぎる。
2. Aを合わせて混ぜておく。
3. 鶏肉は破裂防止に包丁の先で5か所ほど突き刺し、耐熱皿にのせ、塩をふり、酒をかけ、しょうがとねぎをのせる。
4. 両端を少しずつあけてラップをし、電子レンジ600Wで4分加熱する。
5. 4の粗熱がとれたら、4cm幅に切って手で裂いて、蒸し汁をまぶす。
6. 器に5を盛り、1を添え、2をかける。

◎みそ汁（小松菜、油揚げ）
（1人分60kcal、塩分1.2g）

材料（2人分）

油揚げ	小1枚（15g）
小松菜	50g
A　たまねぎ氷	2個（50g）
和風だし（顆粒）	小さじ1/4
水	1カップ
みそ	大さじ1

作り方
1. 油揚げは2等分し、幅1cmの短冊に切る。小松菜は2cm長さに切る。
2. 鍋にAと油揚げを入れ、火にかける。たまねぎ氷が溶けて煮立ってきたら小松菜を加え、しんなりするまで煮る。
3. 鍋にみそを溶き入れ、ひと煮して火を止める。

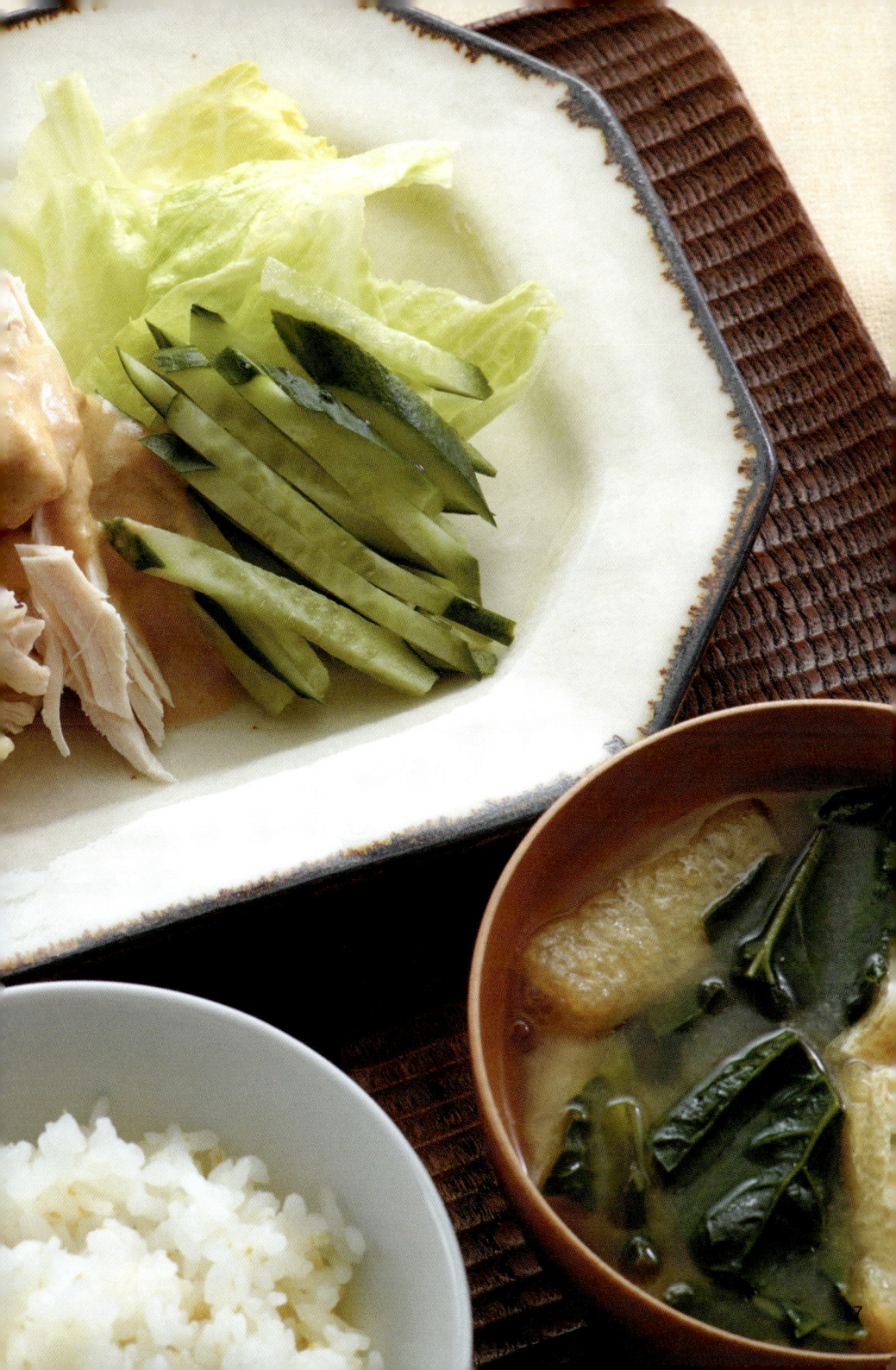

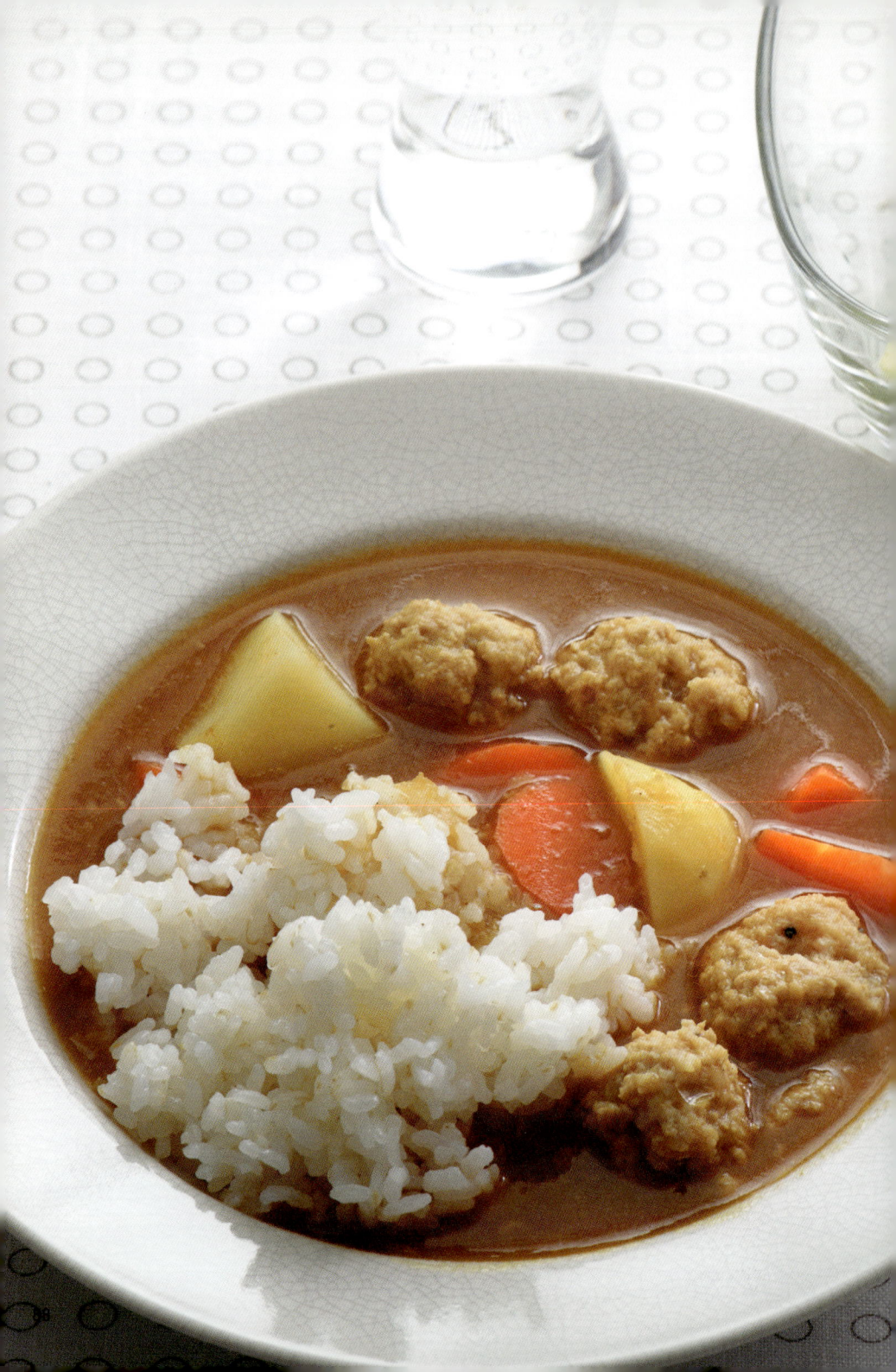

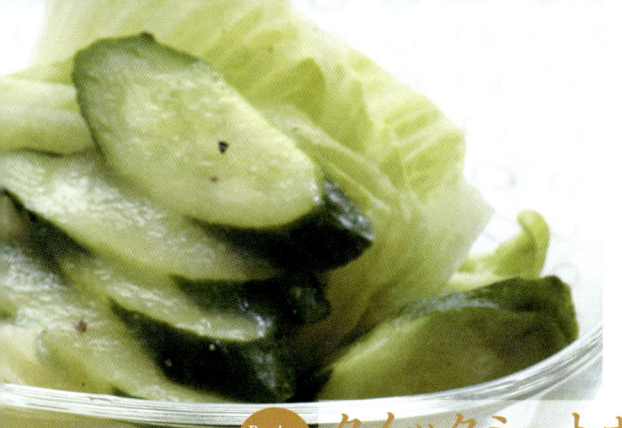

457kcal
塩分：1.5g
(1人分Total)

Recipe 83 クイックミートボールカレーとサラダの塩分ひかえめ膳

- ●ご飯　●ミートボールカレー
- ●グリーンサラダ

たまねぎ氷2個(50g)／人

◎ミートボールカレー（1人分419kcal, 塩分1.3g）

材料(2人分)

A
- 豚ひき肉……………100g
- たまねぎ氷（解凍。P17参照）……………2個(50g)
- パン粉……………大さじ2
- 塩、こしょう………各少々

- じゃがいも……………中1個
- にんじん……………1/2本
- 水……………1カップ
- たまねぎ氷……………1個(25g)
- カレールウ（固形・きざむ）…20g
- ご飯（胚芽米）……………200g

作り方

1. Aを混ぜ合わせ、8個の団子に丸める。
2. じゃがいもとにんじんは、乱切りにする。
3. 鍋に水とたまねぎ氷を入れ、2を加えて火にかける。たまねぎ氷が溶けたら中火にし、じゃがいもとにんじんがやわらかくなるまで煮る。
4. 1を加え、煮汁をかけながら火を通し、団子が固まってきたらカレールウを加え、とろみがつくまで煮て火を止める。
5. 器にご飯を盛り、4をかける。

◎グリーンサラダ（1人分38kcal, 塩分0.2g）

材料(2人分)

- レタス……………1/4個
- きゅうり……………1本

A
- たまねぎ氷（解凍。P17参照）……………1個(25g)
- 酢……………小さじ1
- サラダ油……………小さじ1
- 塩、こしょう………各少々

作り方

1. レタスは芯をはずし、2つに切る。
2. きゅうりは皮をしま状にむき、幅5mmの斜め切りにする。
3. 器に1、2を盛り、Aを合わせてかける。

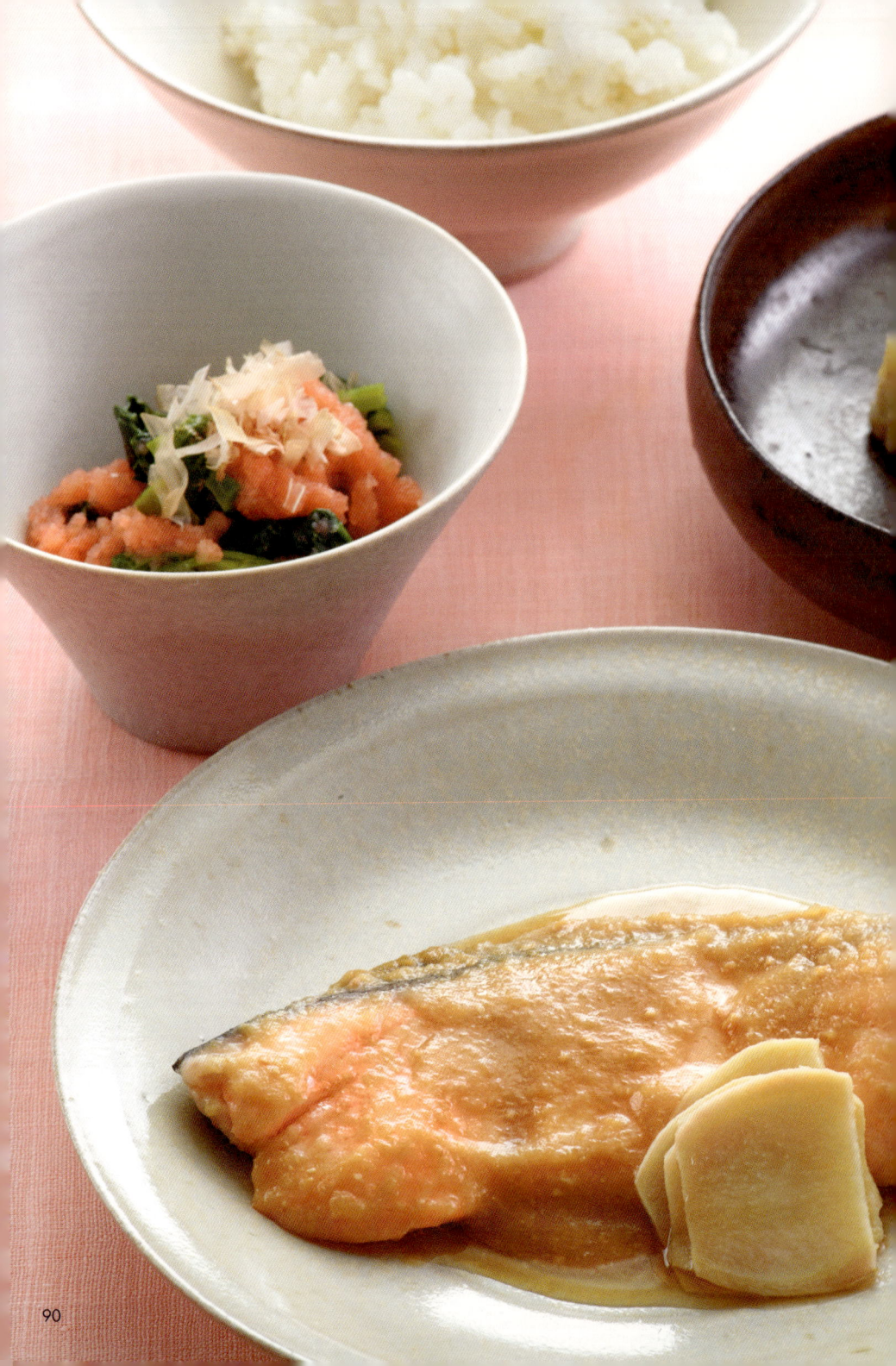

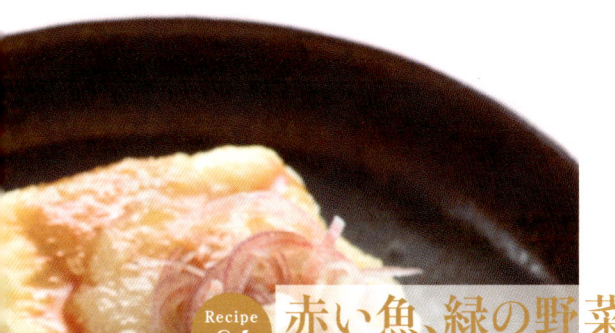

Recipe 84

赤い魚、緑の野菜、白い豆腐で、生活習慣病とサヨナラ膳

505kcal
塩分：3.3g
(1人分Total)

- ご飯（胚芽米）
- 鮭のみそ煮
- 明太ひたし（ほうれん草）
- 揚げ出し豆腐

}たまねぎ氷62.5g／人

◎ご飯（胚芽米）100g／人（1人分167kcal、塩分0.0g）

◎鮭のみそ煮（1人分151kcal、塩分1.7g）

材料（2人分）
- 鮭　　　　　　　　　2切れ（160g）
- A
  - たまねぎ氷（解凍。P17参照）……2個（50g）
  - みそ　　　　　　　　大さじ1
  - 酒　　　　　　　　　大さじ2
- 酢どりしょうが　　　　少々

作り方
1. 耐熱ボウルにAを合わせ、鮭を漬け、両端を少しずつあけてラップをし、電子レンジ600Wで3分加熱する。
2. 器に盛り、酢どりしょうがを添える。

◎明太ひたし（1人分34kcal、塩分0.5g）

材料（2人分）
- ほうれん草　　　　　　100g
- A
  - たまねぎ氷（解凍。P17参照）……大さじ2（25g）
  - 酒　　　　　　　　　大さじ1
  - ほぐし辛子明太子　　大さじ1
- 削りかつお　　　　　　少々

作り方
1. ほうれん草は熱湯でゆで、水にとって絞り、3cm長さに切る。
2. ボウルにAを入れて混ぜ、1をあえ、削りかつおをふる。

◎揚げ出し豆腐（1人分153kcal、塩分1.1g）

材料（2人分）
- カットわかめ（乾）　　小さじ2
- みょうが　　　　　　　1個
- 木綿豆腐　　　　　　　200g
- 小麦粉　　　　　　　　少々
- 揚げ油　　　　　　　　適量
- たまねぎ氷（解凍。P17参照）……2個（50g）
- しょうゆ　　　　　　　小さじ2

作り方
1. カットわかめは水で戻し、ざるへ上げる。みょうがは小口切りにする。
2. 豆腐は2等分し、ペーパータオルにはさんで水気を取り、小麦粉をまぶす。
3. 170℃の油で2をきつね色になるまで揚げ、油をきる。
4. 器に3を盛り、たまねぎ氷をかけ、しょうゆをたらす。1を添える。

434 kcal
塩分：2.4 g
（1人分 Total）

Recipe 85

人気のから揚げと茶碗蒸しでおいしくやせる膳

- ●ご飯　●茶わん蒸し（鶏肉、かまぼこ、みつば）
- ●鶏むね肉のから揚げ

｝たまねぎ氷2個（50g）／人

◎ご飯　100g／人（1人分168kcal、塩分0.0g）

◎茶わん蒸し（1人分128kcal、塩分1.3g）

材料（2人分）

- 卵……………………… 2個
- **たまねぎ氷（解凍。P17参照）**
  ………………2個（50g）
- A
  - 水………………… 240㎖
  - 和風だしの素 … 小さじ1/2
  - みりん…………… 小さじ1
  - しょうゆ………… 小さじ1
  - 塩………………………少々
- 鶏肉（2つに切る）………… 20g
- かまぼこ……………… 2切れ
- みつば（葉）…………… 2枚

作り方

1. ボウルにAを合わせて混ぜ、割りほぐした卵とたまねぎ氷を加えて混ぜる。
2. 蒸し茶わんに鶏肉、かまぼこを入れ、1を注ぐ。
3. 鍋に並べ入れ、糸底より1cm上まで水を注ぎ、ふたをする。
4. 強火で熱し、蒸気が上がったら弱火で3分加熱し、火を止め、3分おく。取り出して、みつばをのせる。

◎鶏むね肉のから揚げ（1人分147kcal、塩分1.0g）

材料（2人分）

- 鶏むね肉（皮なし）……… 150g
- A
  - **たまねぎ氷（解凍。P17参照）**
    ……………… 2個（50g）
  - しょうゆ………… 小さじ2
  - にんにく（すりおろし）小さじ1/2
- 天ぷら粉…………… 大さじ2
- 揚げ油………………… 適量
- きゅうり（輪切り）………… 2枚
- 練りからし……………… 少々

作り方

1. 鶏むね肉は一口大のそぎ切りにする。Aを合わせ、鶏肉を加えて漬け、10分ほどおく。
2. 1に天ぷら粉をふり入れて混ぜてからめる。
3. 170℃の油できつね色になるまで揚げる。
4. 器に盛り、きゅうりにのせた練りからしを添える。

93

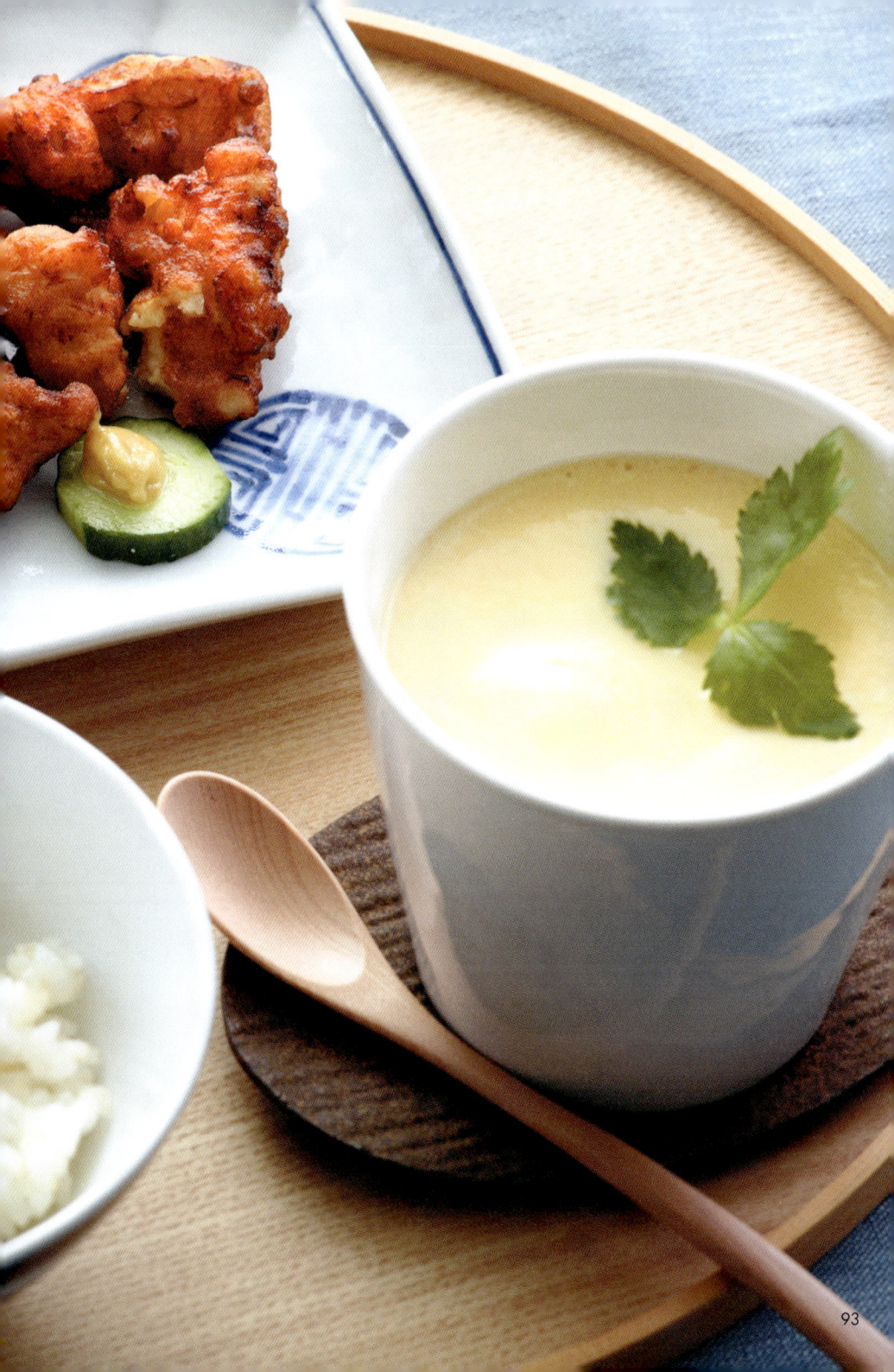

Recipe 86 野菜カレーとヨーグルトの毒出し膳

560kcal
塩分：1.2g
(1人分Total)

●ご飯 ●野菜カレー ●フルーツヨーグルト ］たまねぎ氷2個(50g)／人

◎野菜カレー（1人分509kcal, 塩分1.1g）

材料（2人分）

かぼちゃ	100g
なす	1本(80g)
トマト	小1個(100g)
オクラ	8本
赤ピーマン	1個
サラダ油	小さじ1
水	1と1/2カップ
たまねぎ氷	**2個(50g)**
Ⓐ カレールウ（固形）	20g
Ⓐ ラー油	小さじ1
ご飯（温かいもの）	400g

作り方

1. かぼちゃは1cm幅のイチョウ切り。なすとトマトはへたを除いて乱切りにする。オクラは長さを2等分に切る。赤ピーマンは種を取り、乱切りにする。
2. フライパンにサラダ油を入れ、オクラ以外の野菜を炒める。水を注ぎ、たまねぎ氷とⒶを加える。煮立ってきたらアクを引き、なすがやわらかくなるまで煮る。
3. オクラは塩（材料外）でもみ、熱湯でさっとゆで、水にとる。へたとガクを落とし、1本を4つに切る。
4. ❷に❸を加え、ひと煮して火を止める。
5. 器にご飯を盛り、❹をかける。

◎フルーツヨーグルト（1人分51kcal, 塩分0.1g）

材料（2人分）

いちご	50g
ヨーグルト（低糖）	100g
たまねぎ氷（解凍。P17参照）	**2個(50g)**
ミントの葉	少々

作り方

1. いちごはへたを取り、1個を十字に4等分に切る。
2. 器にヨーグルトを入れ、たまねぎ氷を流し、いちごをのせる。
3. ミントの葉を添える。

95

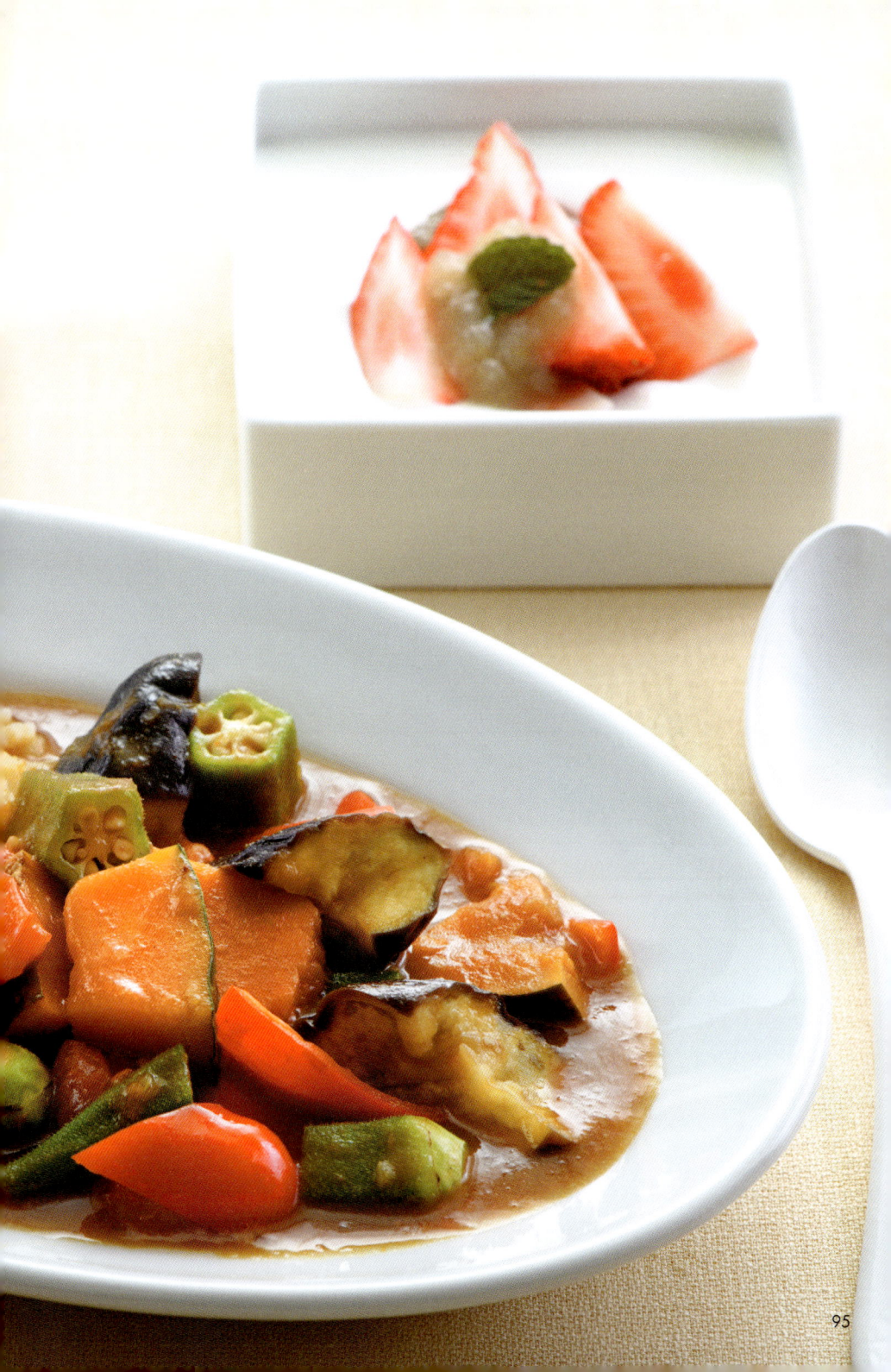

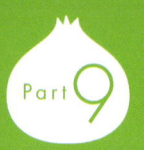

Part 9 たまねぎ氷 肉&魚介レシピ

人類空前の長寿時代。
動物性タンパク質もきちんと摂って
心身と脳を丈夫に保ちましょう。
ムラカミ式たまねぎ氷レシピなら
栄養がかたよりません。

Recipe 87 焼き肉
特売のお肉を、特製たれでおいしくいただく

441kcal
塩分：1.9g
（1人分）

材料（2人分）
- 牛薄切り肉 …………………… 200g
- A
  - たまねぎ氷（解凍。P17参照） …………………… 2個（50g）
  - オイスターソース ……… 大さじ1
  - 塩 …………………… 小さじ1/4
  - にんにく（すりおろし） 小さじ1/2
- 一味唐辛子 ………………… 小さじ1/2
- チンゲン菜 …………………… 200g

作り方
1. Aを合わせてたれを作り、牛肉を4cm長さに切って加え、よくもみこむ。
2. チンゲン菜はゆでて冷水にとって絞り、根元に十字に切り込みを入れて縦4等分し、4cm長さに切る。
3. フライパンを熱し、油を引かずに牛肉を入れて強火で炒め焼きにする。
4. 器に盛り、2を添える。

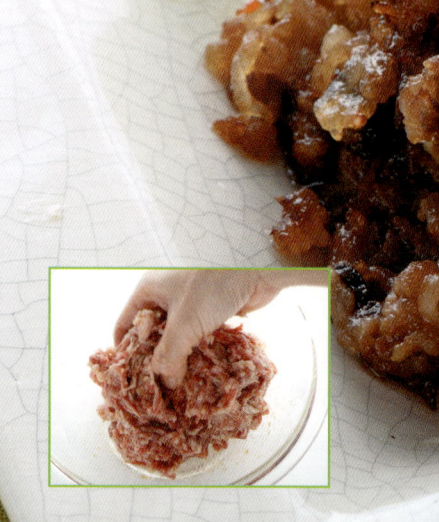

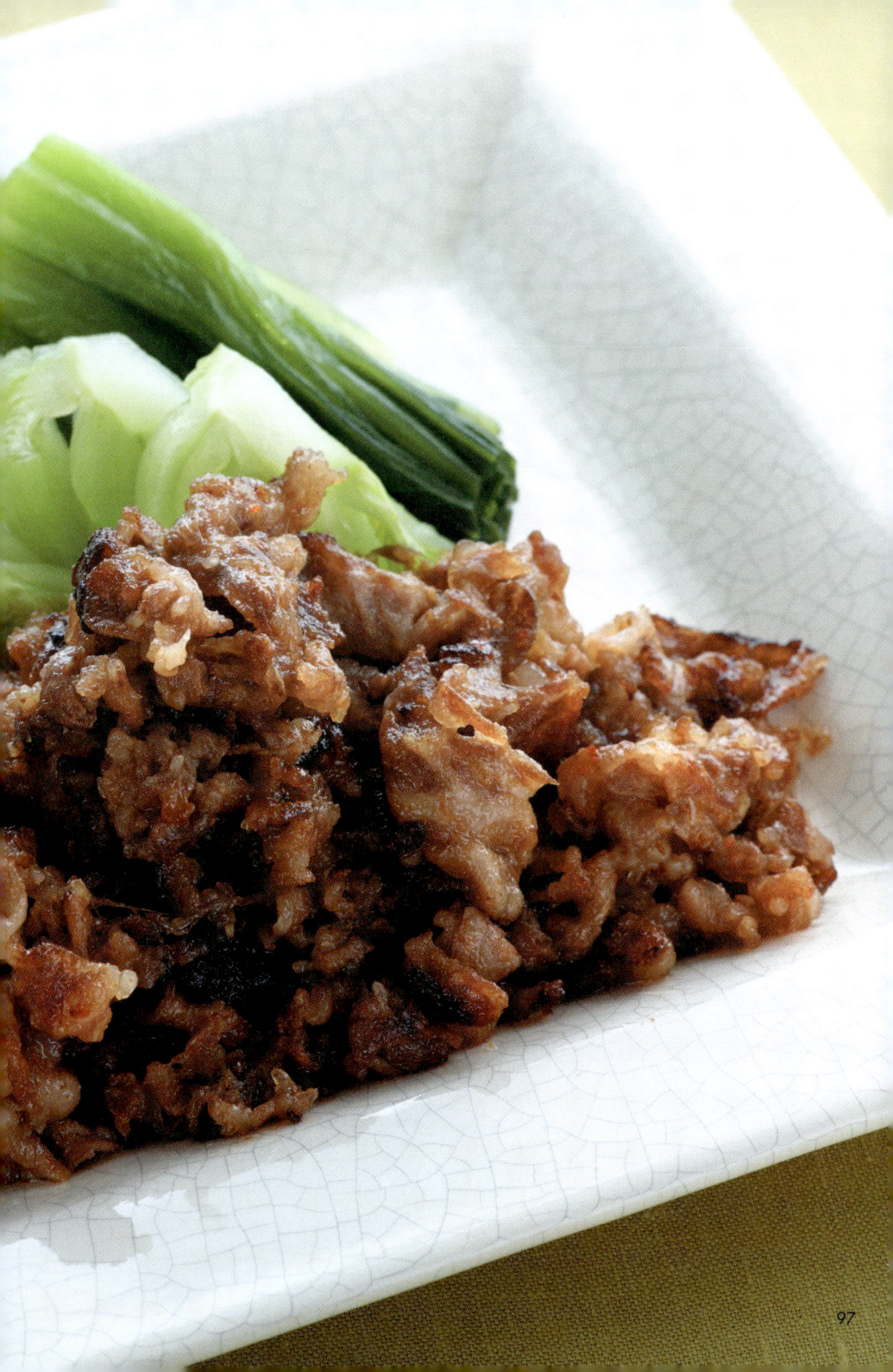

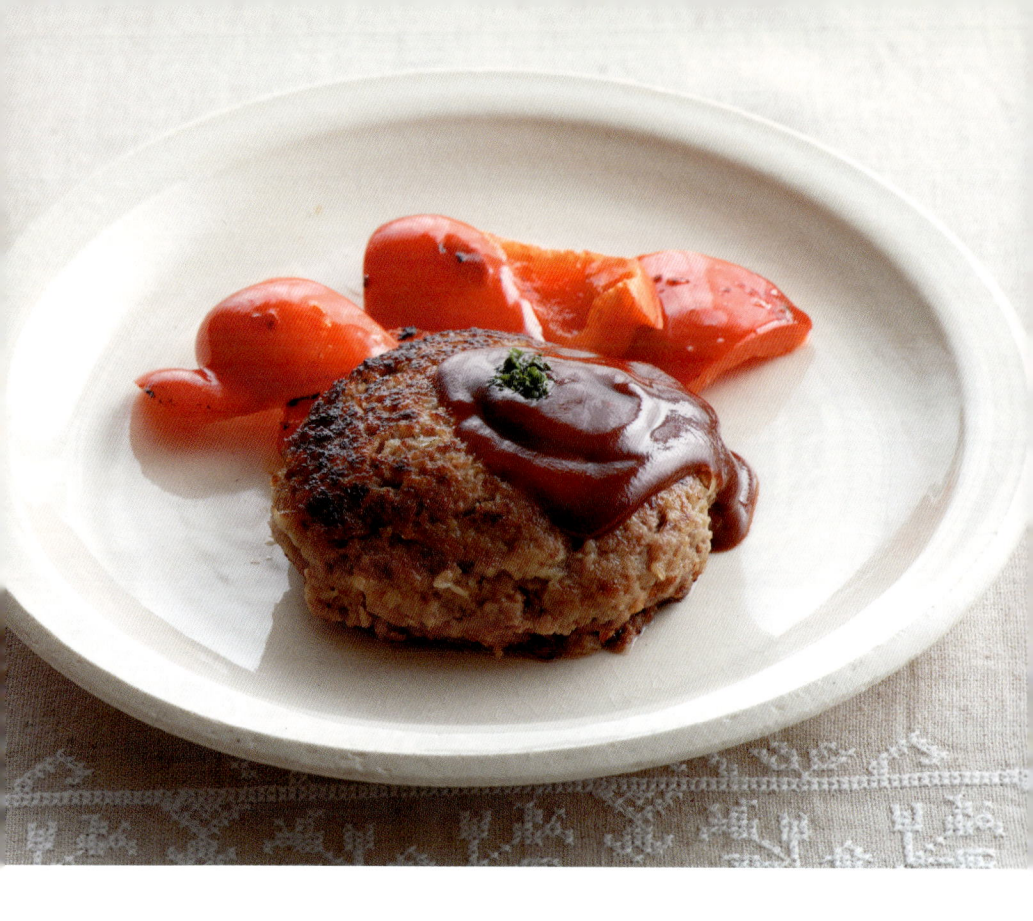

Recipe 88
みじん切りの手間&ナミダとお別れ
ハンバーグ

208kcal
塩分：1.3g
（1人分）

材料(2人分)

- 合いびき肉 ……………………… 150g
- **たまねぎ氷（解凍。P17参照）**
  ……………………… 4個(100g)
- Ⓐ
  - パン粉 ……………………… 大さじ3
  - 鶏がらスープ（顆粒）… 小さじ1/2
  - こしょう ……………………… 少々
- サラダ油 ……………………… 小さじ1/2
- Ⓑ
  - トマトケチャップ ……… 大さじ1
  - ウスターソース ……… 小さじ2
- パセリ（みじん切り）……………… 少々
- 赤パプリカ（乱切り）…… 1/2個(80g)

作り方

1. ボウルにひき肉、たまねぎ氷、Ⓐを入れ、粘りが出るまで練り混ぜる。2等分し、小判形に形を整える。
2. フライパンにサラダ油を熱し、❶を並べ入れて中火で焼き、色が変わったら返し、脇にパプリカを入れ、ふたをして弱火で4分焼いて火を通す。
3. 器に❷のハンバーグを盛り、Ⓑをかけ、パセリをのせ、パプリカを添える。

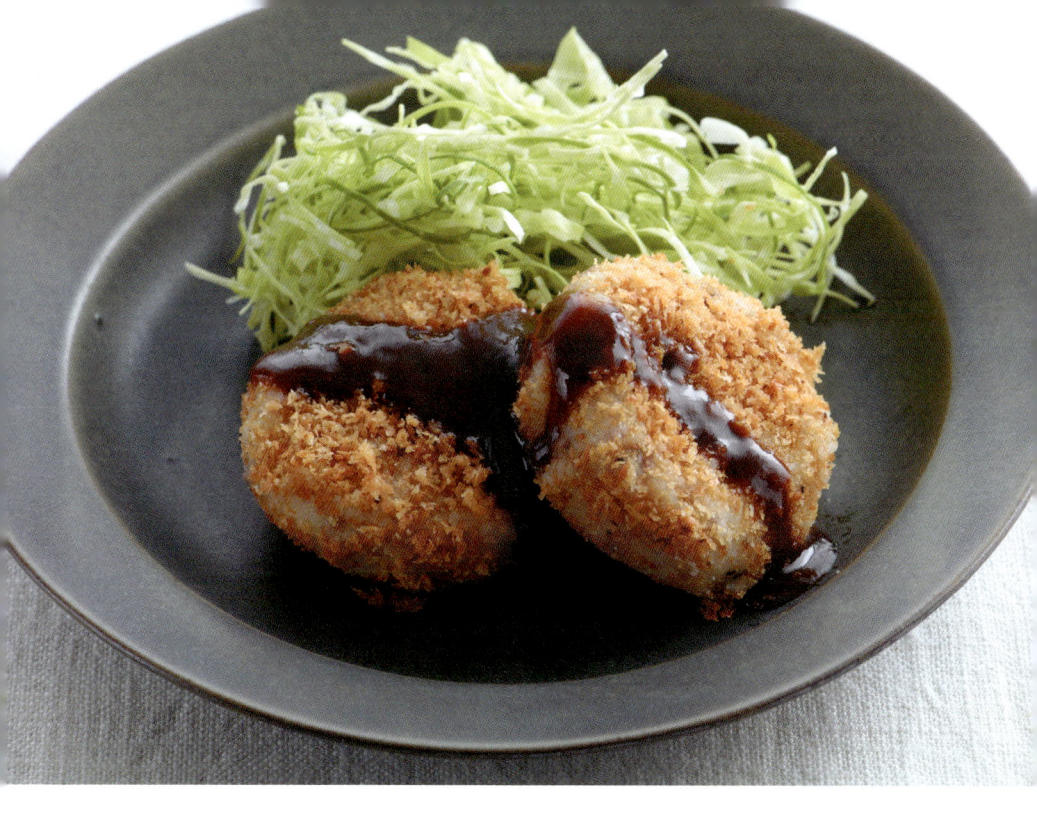

Recipe 89 ビーフコロッケ

焼きパン粉をまぶした、ライトなコロッケ

218kcal
塩分：0.7g
(1人分)

材料(2人分)

- A　パン粉 ………………… 大さじ4
- 　　サラダ油 ……………… 小さじ1
- じゃがいも ………………… 200g
- 牛ひき肉 …………………… 50g
- **たまねぎ氷（解凍。P17参照）**
  …………………………… 2個(50g)
- 塩、こしょう ……………… 各少々
- 小麦粉、溶き卵 …………… 各適量
- キャベツ（せん切り）……… 1枚
- ウスターソース …………… 適量

作り方

1. フライパンにパン粉を入れ、サラダ油をかけて泡立て器か箸で混ぜる。中火で熱し、こんがりときつね色になるまで炒め、火を止める。
2. じゃがいもは皮つきでポリ袋に入れ、口を開いたまま耐熱の器にのせ、電子レンジ600Wで4分加熱。水にとって冷まし、2〜4つに切り、皮をむいてつぶす。
3. 耐熱ボウルに牛ひき肉とたまねぎ氷を入れ、塩、こしょうしてふんわりとラップをして、電子レンジ600Wで2分加熱する。ラップを取って混ぜ、ラップなしでさらに2分加熱し、水分をとばす。
4. ②に③を加えて混ぜ、4等分して小判形に整える。小麦粉、溶き卵、①の焼きパン粉をつけ、アルミホイルをしいた天板にのせ、上にもアルミホイルをかぶせ、オーブントースターの強で7〜8分、中が熱くなるまで加熱する。
5. 器に盛り、キャベツを添え、好みでウスターソースをかける。

Recipe 90 — ハヤシライス

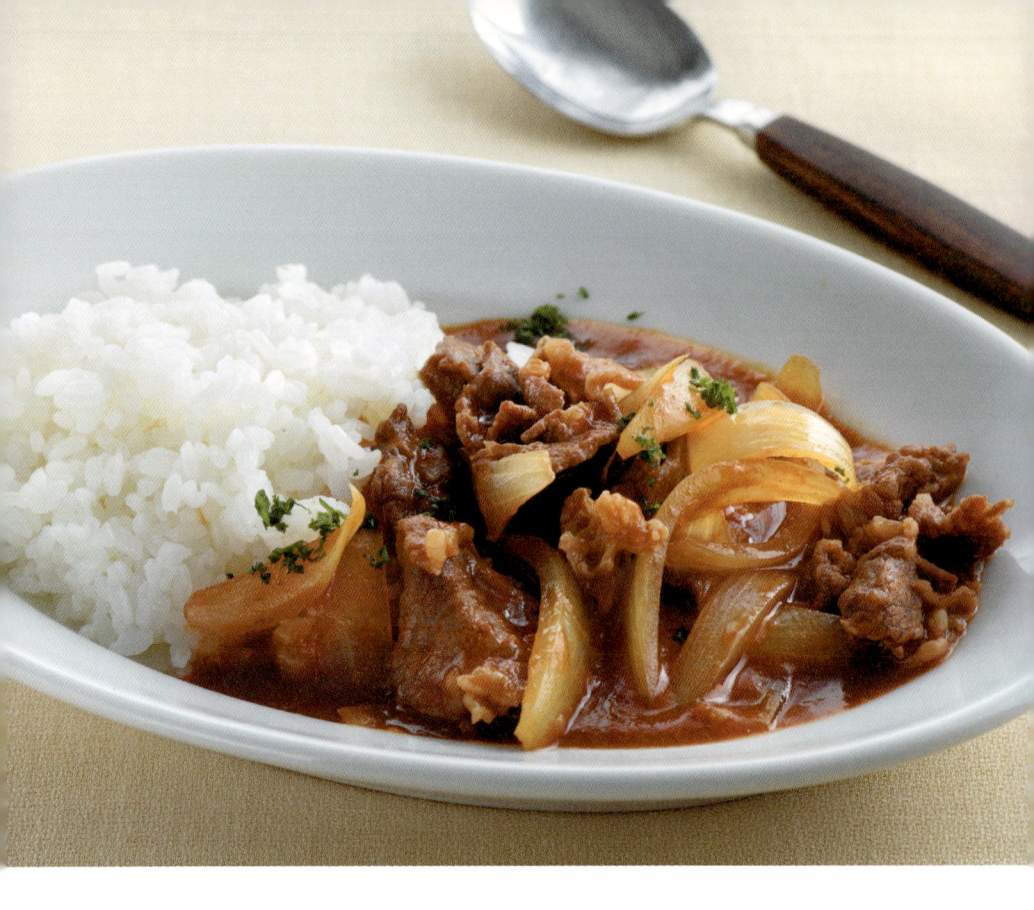

市販のハヤシルウが、たまねぎ氷でランクアップ

336kcal
塩分：2.4g
（1人分）

材料（2人分）
- 牛こま切れ肉 ………………… 100g
- たまねぎ ………………… 1個（200g）
- **A**
  - **たまねぎ氷（解凍。P17参照）** ………………… 2個（50g）
  - しょうゆ ………………… 大さじ1
  - ハヤシルウ（固形・きざむ）… 20g
  - 水 ………………… 1/2カップ
- ご飯（温かいもの） ………………… 200g
- パセリ（みじん切り） ………………… 少々

作り方
1. 牛肉は長さ3cmに切る。たまねぎは幅1cmのくし形に切る。
2. 耐熱ボウルに **A** を合わせ、❶を加える。ふんわりとラップをして電子レンジ600Wで8分加熱し、混ぜる。
3. 器にご飯を盛り、❷をかけ、パセリをふる。

Recipe 91 — すき焼き

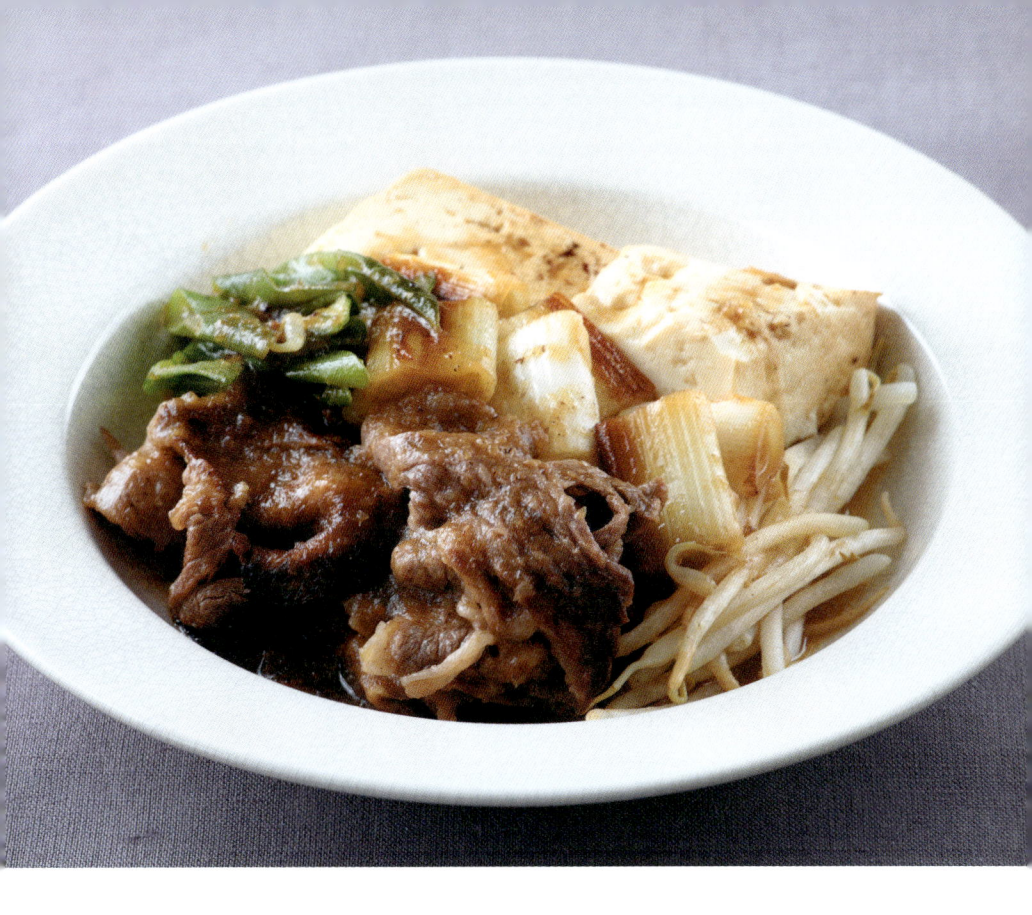

ロースの脂を、たまねぎ氷、豆腐、もやしがブロック

586kcal
塩分：2.1g
（1人分）

材料（2人分）

- 牛ロース肉（切り落とし）……… 200g
- 長ねぎ …………………………… 2本
- サラダ油 ……………………… 小さじ1
- A
  - たまねぎ氷（解凍。P17参照）
    ……………………… 4個（100g）
  - 酒 …………………………… 大さじ2
  - しょうゆ ………… 大さじ1と1/2
- 木綿豆腐 ……………………… 200g
- もやし ………………………… 200g

作り方

1. 牛肉は長さを2等分する。ねぎの白い部分は3cm長さに切る。青い部分は幅1cmの斜め切り。豆腐は3cm角に切る。もやしは水洗いして、ざるへ上げる。
2. フライパンにサラダ油を熱し、牛肉とねぎの白い部分を焦げ目がつくまで焼く。Aを加え、全体に火が通るまで煮る。
3. 途中で豆腐、もやし、ねぎの青い部分を加え、強火で煮て、器に取り分ける。

Recipe 92 トマトえびチリ

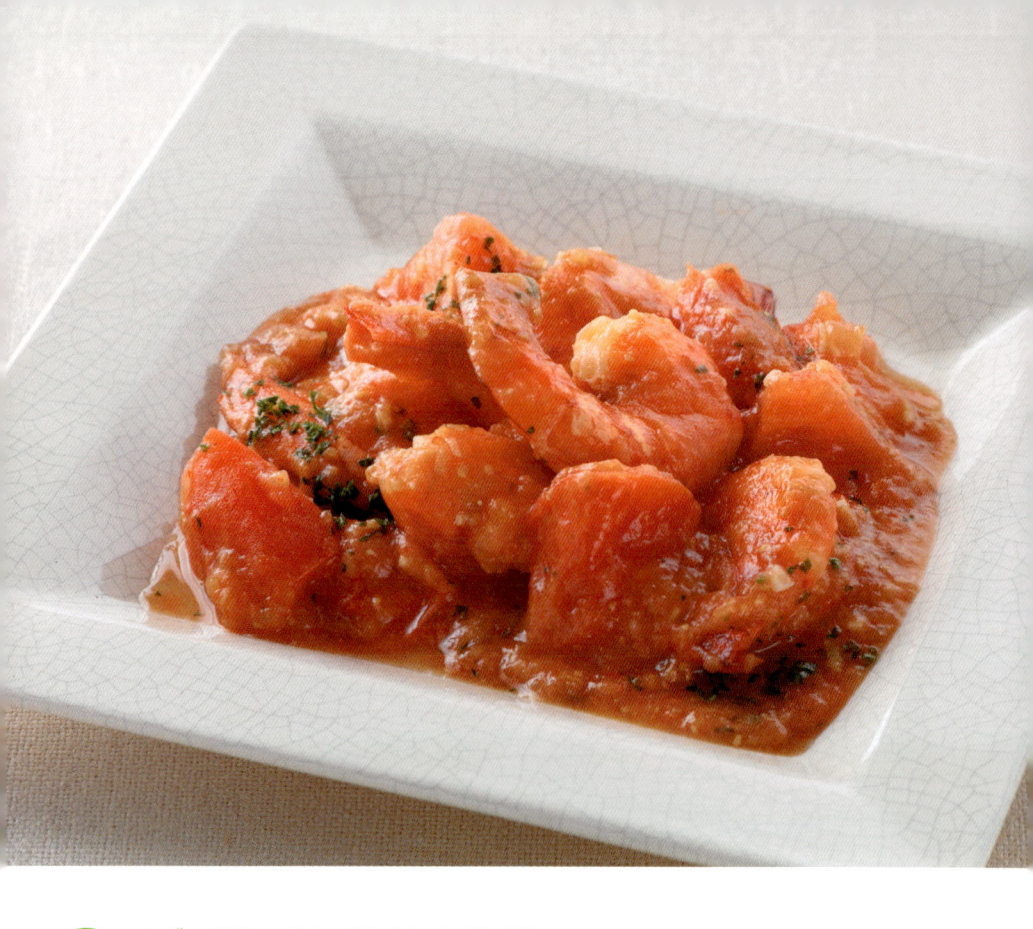

わずか182kcalの、さわやかなごちそう

182kcal
塩分：2.0g
（1人分）

材料（2人分）

- トマト……………………小1個（100g）
- **A**
  - ごま油……………………小さじ1/2
  - 塩、こしょう……………各少々
- 無頭えび……………………200g
- **たまねぎ氷（解凍。P17参照）**
  ……………………4個（100g）
- **B**
  - しょうが（みじん切り）…小さじ1
  - にんにく（みじん切り）…小さじ1
  - トマトケチャップ………大さじ2
  - みそ………………………大さじ1
  - ごま油……………………小さじ1
  - 豆板醤……………………小さじ1
  - かたくり粉………………小さじ1
- パセリ（みじん切り）………少々

作り方

1. トマトは乱切りにし、**A**をからめる。
2. えびは、はさみで尾の先と脚を切る。背に切り込みを入れ、背わたを除く。
3. 耐熱ボウルにえびを入れ、水1/2カップ（分量外）を注いで、ふんわりとラップをし、電子レンジ600Wで2分加熱する。湯を捨てる。
4. 3に**B**と1を加え、ふんわりとラップをし、電子レンジ600Wで4分加熱。器に盛り、パセリをふる。

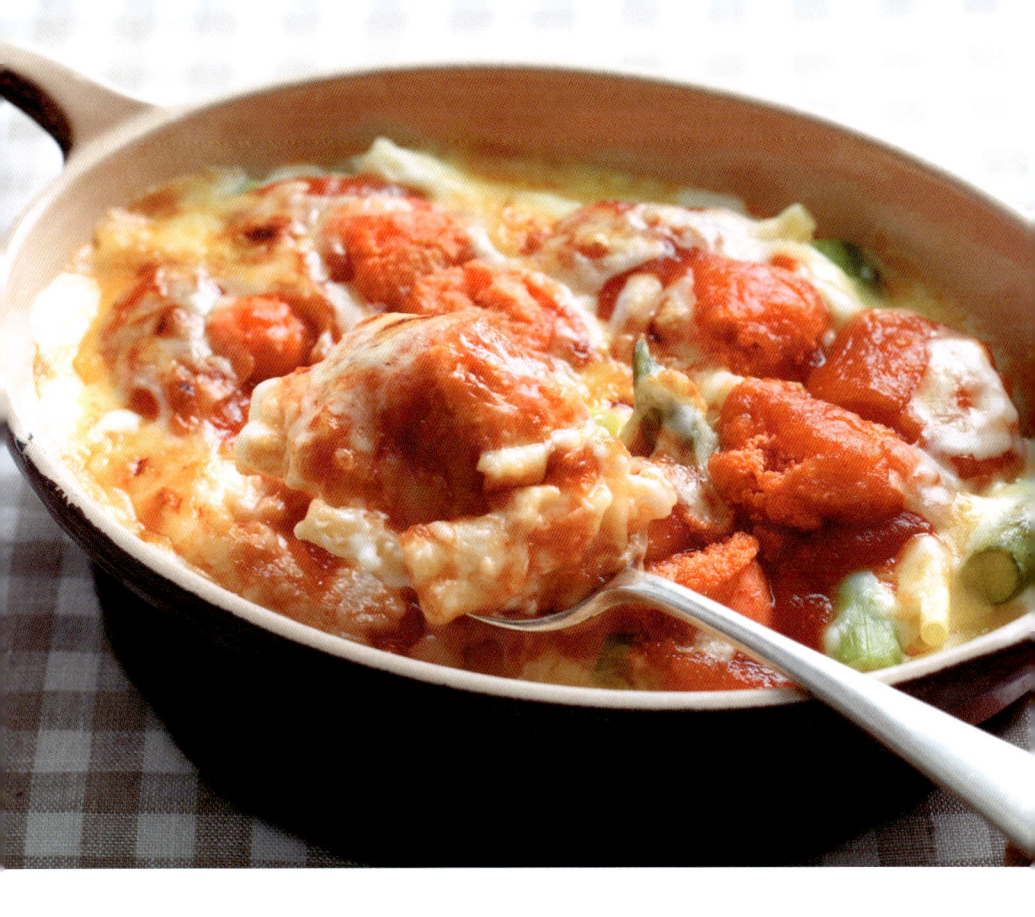

Recipe 93 アツアツをハフハフ食べたい、美肌になるグラタン
たらことアスパラのマカロニグラタン

294kcal
塩分：2.5g
(1人分)

材料(2人分)

- グリーンアスパラガス …………… 100g
- マカロニ(乾) ………………………… 20g
- **A** たまねぎ氷(解凍。P17参照)
  - ……………………………… 2個(50g)
  - トマトケチャップ ………… 大さじ2
- たらこ ……………………………… 50g
- 薄力粉 ……………………… 大さじ1と1/2
- バター ……………………………… 大さじ1
- 牛乳 ………………………………… 1カップ
- 塩、こしょう ……………………… 各少々
- ピザ用チーズ ……………………… 25g

作り方

1. グリーンアスパラガスは根元3cmを切り落とし、3cm長さに切って硬めにゆでる。
2. マカロニはゆでて、ざるへ上げる。
3. ボウルに**A**を合わせ、たらこは幅1cmの輪切りにして加える。
4. 耐熱ボウルに薄力粉をふるって入れ、バターを加え、電子レンジ600Wで1分加熱して溶かす。取り出して泡立て器で混ぜ、牛乳を少しずつ加えてなめらかになるまで混ぜる。電子レンジで3分加熱し、塩、こしょうする。
5. **4**に**1**、**2**を加え、バター(分量外)を塗ったグラタン皿に移し、**3**をのせ、チーズを散らし、パセリをふる。
6. オーブントースターの強で15分、ふつふつと煮立ってくるまで焼く。

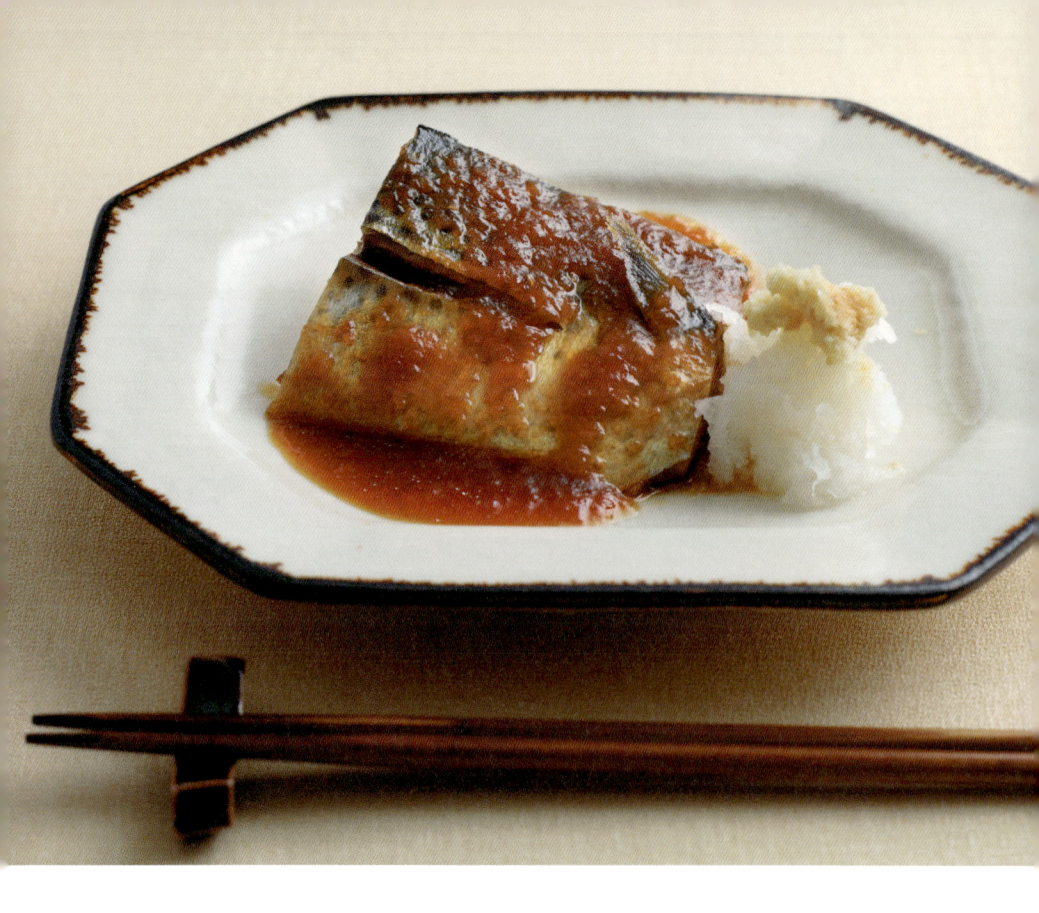

Recipe 94 さばのしょうゆ煮
中性脂肪も悪玉コレステロールも逃げ出す

141kcal
塩分：1.4g
（1人分）

材料（2人分）
さば……………………2切れ（120g）
A **たまねぎ氷（解凍。P17参照）**
　　………………………… 2個（50g）
　しょうゆ ………………… 小さじ4
大根おろし ……………………… 60g
しょうが（すりおろし）…… 小さじ1/2

作り方
1. さばは中骨がついていればはずし、背に1本切り目を入れる。
2. 耐熱ボウルにAを合わせ、1を入れて、ふんわりとラップをし、電子レンジ600Wで3分加熱する。
3. 器にさばを盛り、煮汁をかけ、水気をきった大根おろしとおろししょうがを添える。

Recipe 95 あさり蒸し

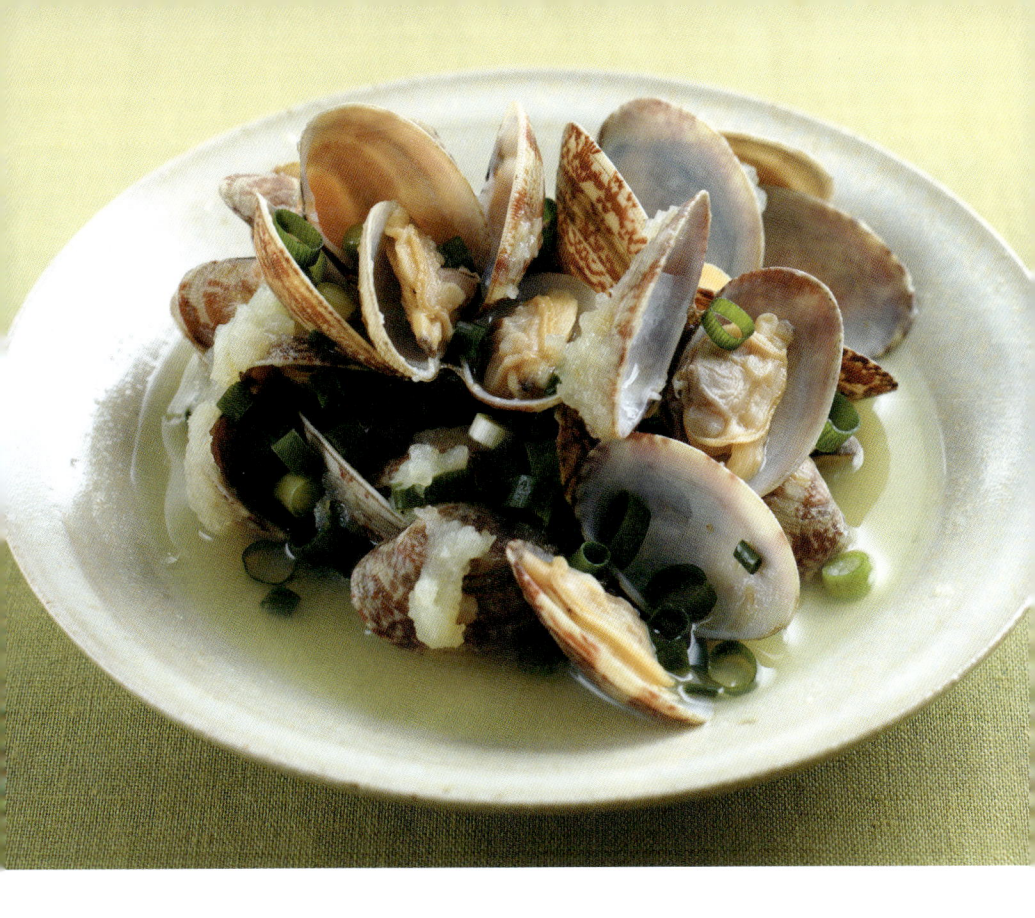

うまみたっぷり、カロリーはスープ並み

38kcal
塩分：1.4g
(1人分)

材料(2人分)
- あさり（砂を吐かせたもの）…… 200g
- **たまねぎ氷**…………… 2個(50g)
- 酒………………………… 大さじ1
- 万能ねぎ …………… 1本(小口切り)

作り方
1. あさりは殻同士をこすり合わせるようにして洗い、ざるへ上げる。
2. 耐熱ボウルに①、たまねぎ氷を入れ、酒をかける。
3. ふんわりとラップをし、電子レンジ600Wで3〜4分、あさりの口が開くまで加熱し、火を止める。
4. 器に盛り、万能ねぎを散らす。

Recipe 96

さわやかな酸味が体にしみこむ
あじのトマト焼き

163kcal
塩分：0.5g
(1人分)

材料(2人分)
あじ……………………… 2尾(300g)
塩、こしょう ………………… 各少々
たまねぎ氷(解凍。P17参照)
……………………………… 4個(100g)
プチトマト(へたを取る) ……… 20個
黒オリーブ(スライスする) ……… 4個
サラダ油 …………………… 小さじ1

作り方
① あじはぜいごを取り、えらを除き、腹わたを出して水洗いする。水気をふき、背に1本切り目を入れ、塩、こしょうをふる。
② 30×25cmのアルミホイル2枚を用意し、横長に置く。中央にサラダ油をあじの幅に合わせて塗り、あじをのせる。
③ トマトと黒オリーブをまわりに置き、たまねぎ氷をかける。
④ 向こう側と手前のホイルを持ち上げて、2回折って閉じる。左右のホイルも、内側に2回折り曲げて閉じる。
⑤ グリルまたはオーブントースターの強で15分ほど、あじに火が通るまで焼く。

107

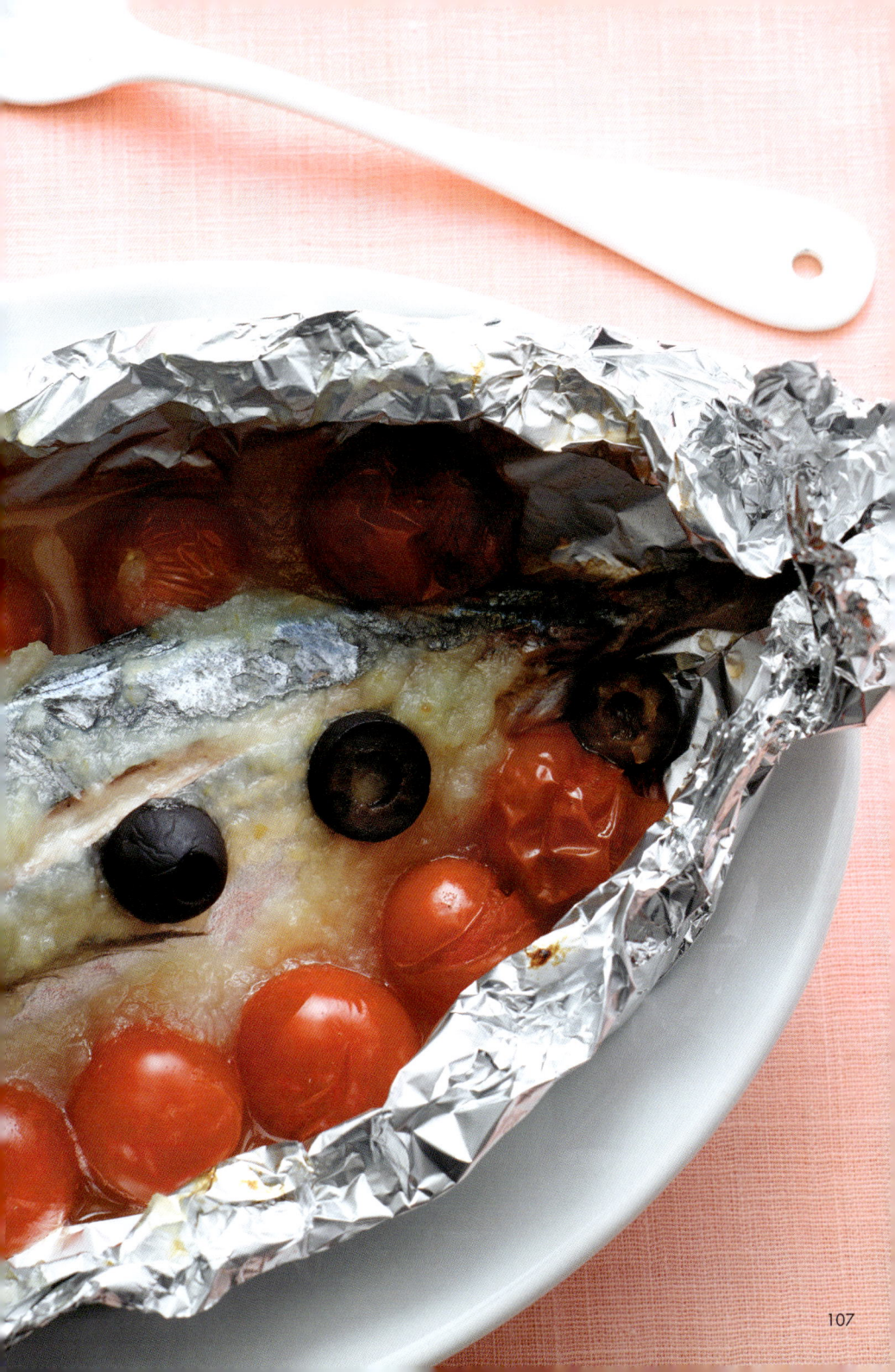

Part 10 たまねぎ氷 ご飯&パスタ レシピ

「糖質抜き」では、体と脳がガス欠になってしまいます。糖質もタンパク質も脂質もバランスよく摂れる、スペシャルご飯&パスタ。

Recipe 97 かきめし
海のミルク、かきをレンジで炊きこみご飯に

218kcal
塩分：0.6g
(1人分)

材料(2人分)

米	100g
生かき	100g
しょうが	1/2かけ
みつば	50g
熱湯	120ml
たまねぎ氷	2個(50g)
A しょうゆ	小さじ2
A 酒	小さじ2

作り方

1. 米は洗って、ざるへ上げる。
2. かきはざるにのせ、氷を加えた塩水（水2カップ＋塩小さじ2・分量外）の中でゴムべらで静かに混ぜながら洗い、水をきっておく。
3. しょうがはせん切り、みつばは1cm長さに切る。
4. 耐熱ボウルにAとたまねぎ氷を入れ、熱湯を注ぎ、たまねぎ氷を溶かす。
5. 米を加え、両端を5mmずつあけてラップをし、電子レンジ600Wで5〜6分加熱する。
6. 沸騰しはじめたら弱（150〜200W）または解凍キーに切り替え、12分加熱する。
7. ラップをあけて❷、❸をのせ、ラップを戻し、電子レンジ600Wで3分加熱する。
8. 取り出して混ぜる。

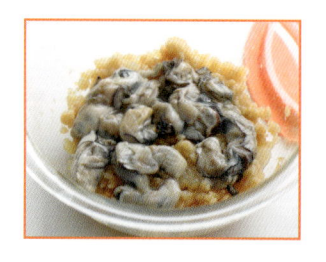

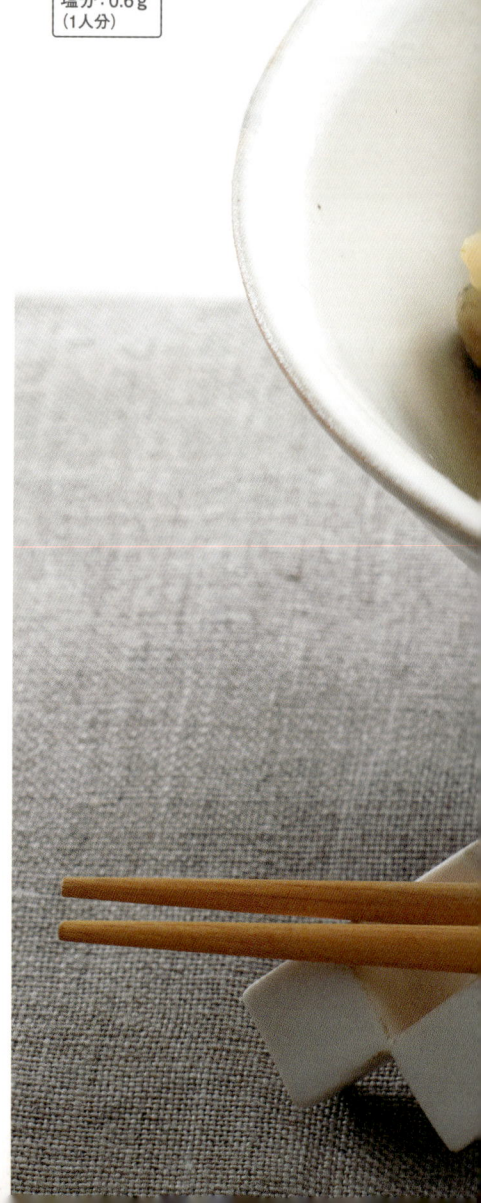

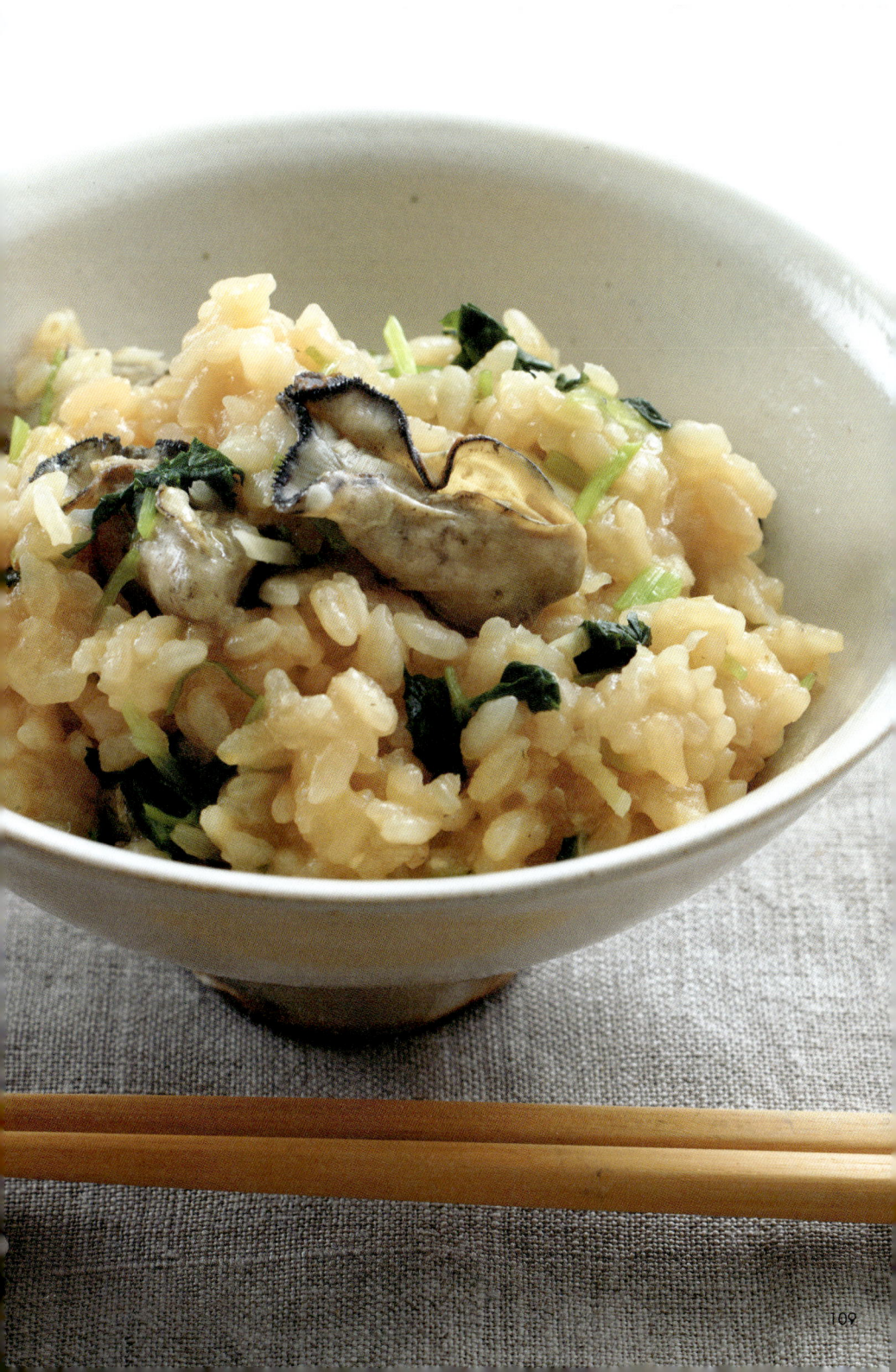

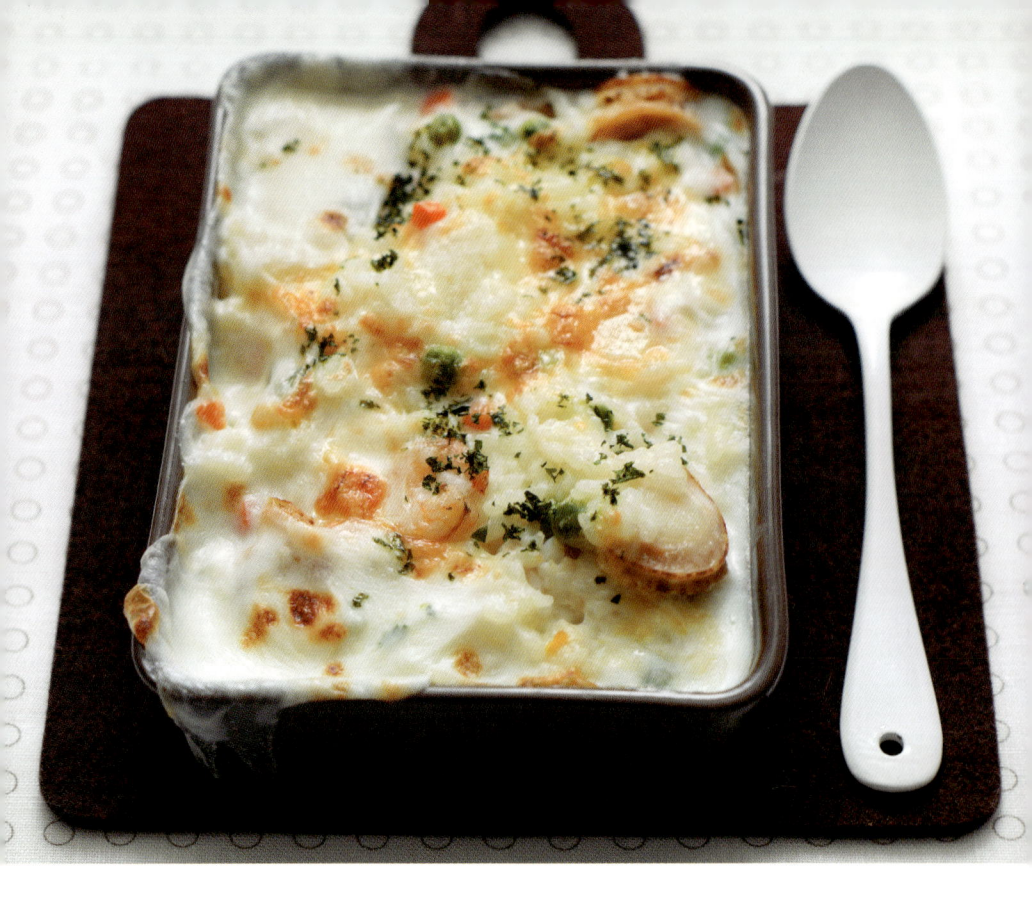

包丁いらずの本格ごちそうドリア
ドリア

Recipe 98

415kcal
塩分：1.3g
（1人分）

材料（2人分）

バター	大さじ1
シーフードミックス（冷凍）	100g
ミックスベジタブル（冷凍）	50g
たまねぎ氷	2個（50g）
ご飯（温かいもの）	200g
鶏がらスープ（顆粒）	小さじ1/2
牛乳	1カップ
かたくり粉	小さじ1
ピザ用チーズ	大さじ2
パセリ（みじん切り）	少々

作り方

1. フライパンにバター、シーフードミックス、ミックスベジタブル、たまねぎ氷を入れて火にかけ、炒める。
2. たまねぎ氷が溶けたら、ご飯と鶏がらスープを加えて炒め合わせる。
3. 鍋に牛乳を注ぎ、かたくり粉を溶いて火にかけ、とろみがついたら火を止める。
4. グラタン皿に❷を敷き、❸をかけ、ピザ用チーズとパセリをふり、オーブントースターの強で表面がきつね色になるまで焼く。

Recipe 99 焼き豚丼

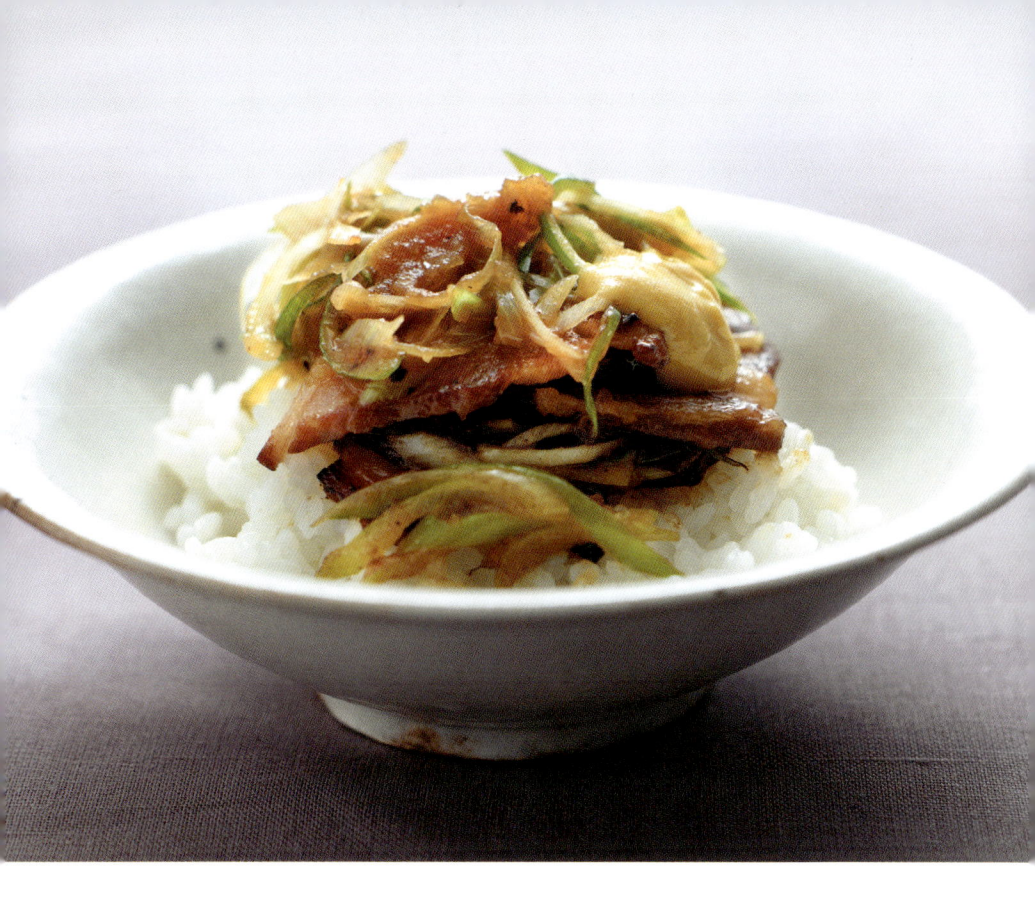

3分で完成。市販品も、たまねぎ氷で味がマイルドに

284kcal
塩分：1.7g
（1人分）

材料(2人分)
- 長ねぎ……………………… 50g
- 焼き豚（薄切り・市販品）……… 100g
- **たまねぎ氷（解凍。P17参照）**
  ……………………… 2個（50g）
- 焼き肉のたれ（市販品）……… 大さじ1
- 練りからし ………………… 少々
- ご飯（温かいもの）………… 200g

作り方
1. ねぎは縦に2等分し、斜め切りにする。
2. 鍋に焼き豚、たまねぎ氷、焼き肉のたれを入れ、ふたをして弱火にかける。たまねぎ氷が溶けたら❶を加え、さっと火を通して火を止める。
3. 丼にご飯を盛り、❷をのせ、練りからしを添える。

Recipe 100

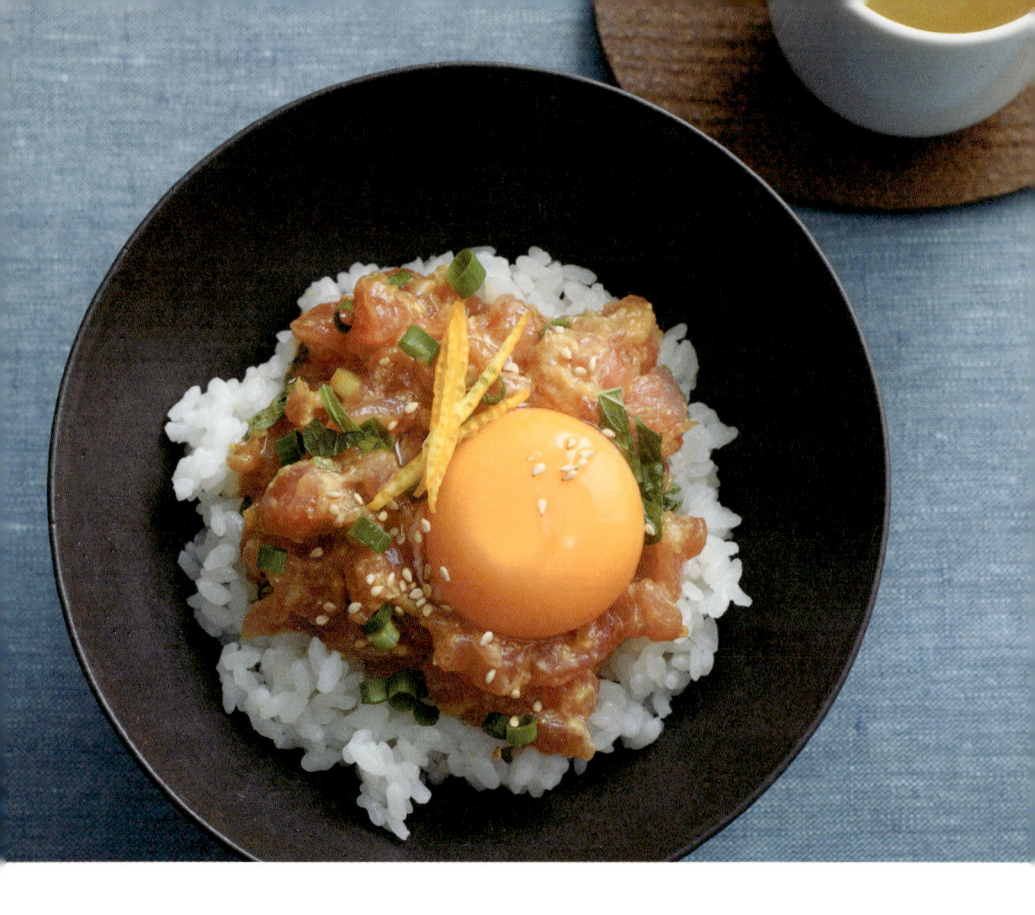

きざんで、混ぜて、ご飯にのせるだけ。元気が出る丼

まぐろのみそたたき丼

388kcal
塩分：2.0g
（1人分）

材料（2人分）
まぐろ赤身（ぶつ切り）………… 150g
A
- みそ…………………… 小さじ4
- **たまねぎ氷（解凍。P17参照）**
  …………………… 2個（50g）
- 練りからし ………… 小さじ2
- にんにく（すりおろし）… 小さじ1

B
- 万能ねぎ（小口切り）………… 1本
- 大葉（せん切り）…………… 2枚

ご飯（温かいもの）………… 200g
卵黄………………………… 2個
柚子の皮（1.5×2cmのもの・せん切り）
………………………………… 1枚
いりごま（白）…………… 少々

作り方
❶ まぐろはきざんで細かくし、AとBを加えて混ぜる。
❷ 器にご飯を盛り、❶をのせ、中央を少しくぼませて卵黄をのせる。
❸ ごまをふり、柚子の皮をのせる。

Recipe 101

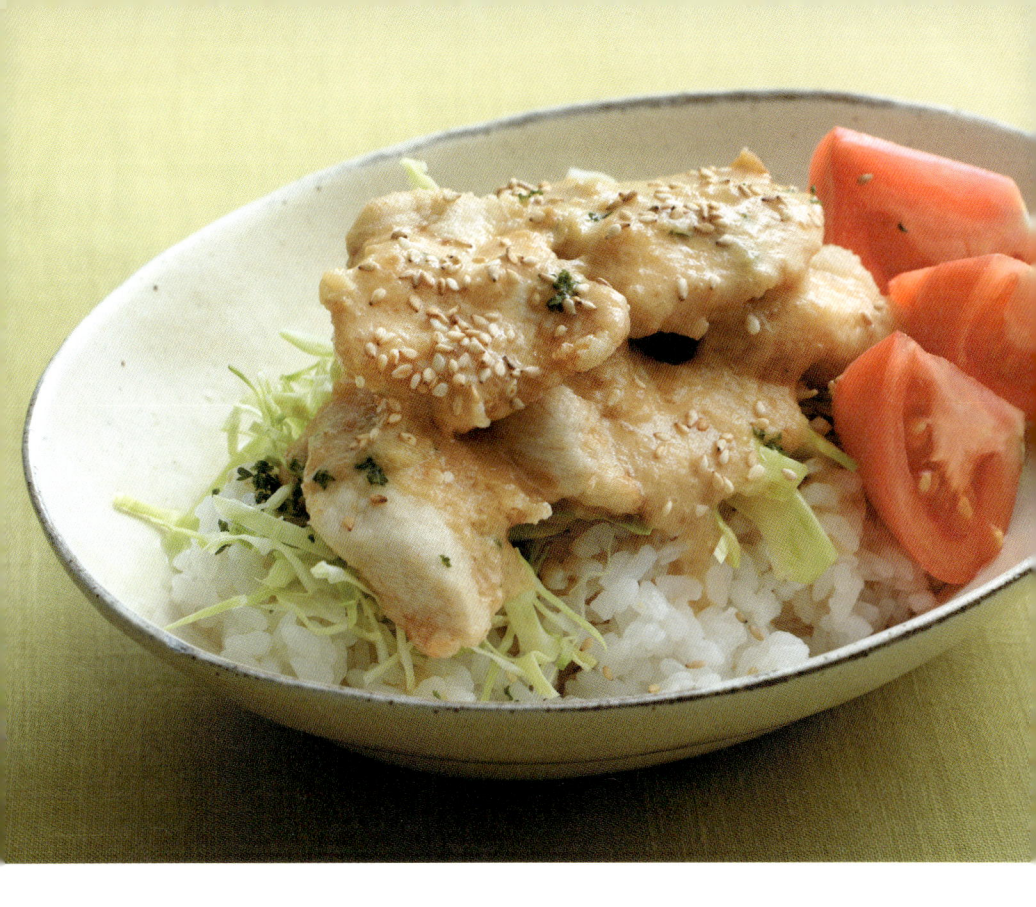

チキンと野菜のエキスがしみた、アジアンご飯

鶏南蛮ライス

362kcal
塩分：0.5g
（1人分）

材料(2人分)

A
- たまねぎ氷（解凍。P17参照） ……………… 2個（50g）
- マヨネーズ ……………… 小さじ2
- しょうゆ ……………… 小さじ2

- キャベツ ……………… 2枚
- トマト ……………… 小1個
- 鶏むね肉（皮なし） ……………… 150g
- しょうゆ ……………… 小さじ1
- こしょう ……………… 少々
- かたくり粉 ……………… 小さじ2
- 揚げ油 ……………… 適量
- ご飯（温かいもの） ……………… 200g
- いりごま（白） ……………… 少々
- パセリ（みじん切り） ……………… 少々

作り方

1. ボウルに**A**を入れて混ぜ、たれを作る。
2. キャベツは5cm長さのせん切りにする。トマトはへたを取って、くし形に切る。
3. 鶏肉はそぎ切りにし、しょうゆとこしょうをふり、かたくり粉をまぶし、170℃の油で揚げる。
4. 皿にご飯を盛り、❷と❸をのせ、❶をかけ、ごまとパセリをふる。

Recipe 102

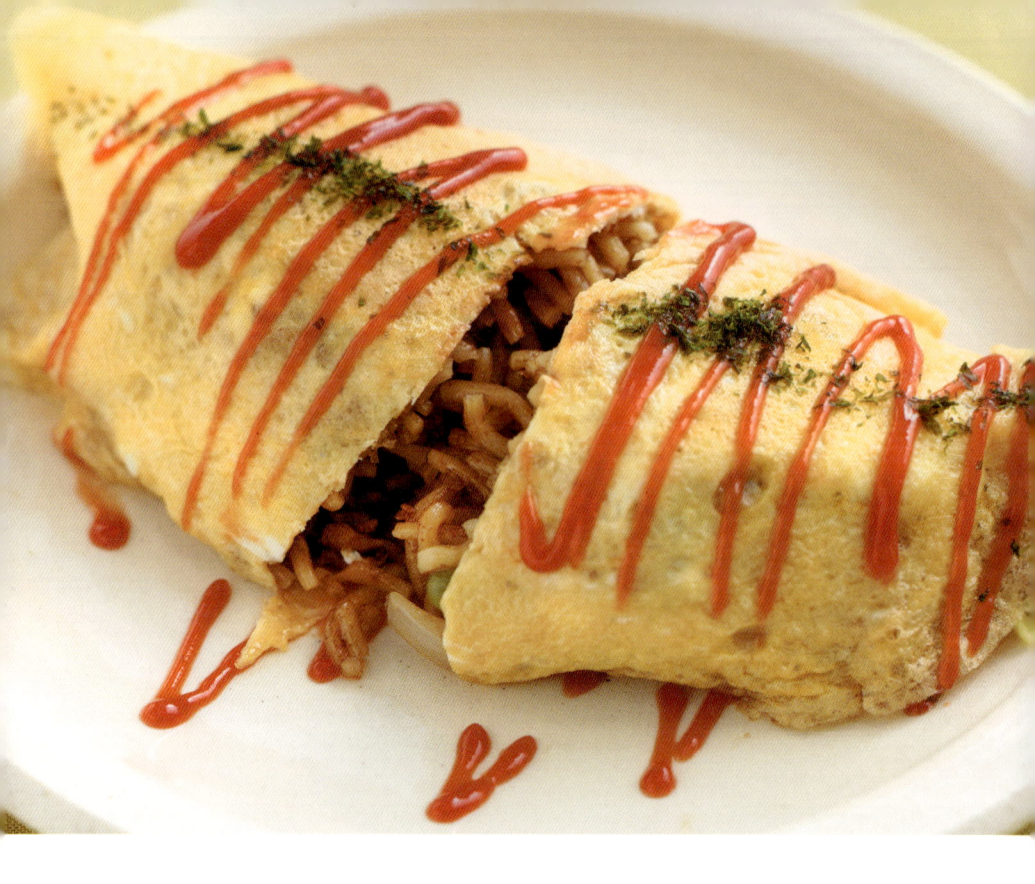

オムライス？　中身はレンジ焼きそば！
オムそば

363kcal
塩分：3.0g
（1人分）

材料（2人分）

＜焼きそば＞

焼きそば麺（十字に4つに切る）
……………………… 1パック（180g）
豚こま切れ肉（3cm長さに切る） … 40g
　たまねぎ氷（解凍。P17参照）
　……………………………… 2個（50g）
A　サラダ油 ………………… 小さじ1
　焼きそばソース（添付のもの）……
　………………………… 大さじ1（1袋）
たまねぎ（くし形切り）……… 50g
グリーンピース（水煮）……… 大さじ2
卵 ……………………………………… 2個
塩、こしょう ……………………… 各少々
サラダ油 …………………… 小さじ2
ケチャップ ………………… 小さじ2
青のり（粉）……………………… 少々

作り方

1. 耐熱ボウルにたまねぎとグリーンピースを入れ、豚肉にAを加えて混ぜてのせる。焼きそば麺をのせ、両端を少しずつあけてラップをし、電子レンジ600Wで4分加熱。取り出して混ぜる。
2. 卵1個を溶いて、塩、こしょうする。フライパン（直径18cm）にサラダ油小さじ1を入れて温め、一旦あける。溶き卵を入れ、フライパン全体に流す。
3. ②に①の焼きそばの1/2量を中央にのせ、片側の卵をおこして焼きそばにかぶせ、フライパンの縁を利用して包みながら、皿に取り出す。改めてサラダ油小さじ1を流し、もう1人分も同様に作る。
4. ケチャップで線書きし、青のりをふる。

Recipe 103

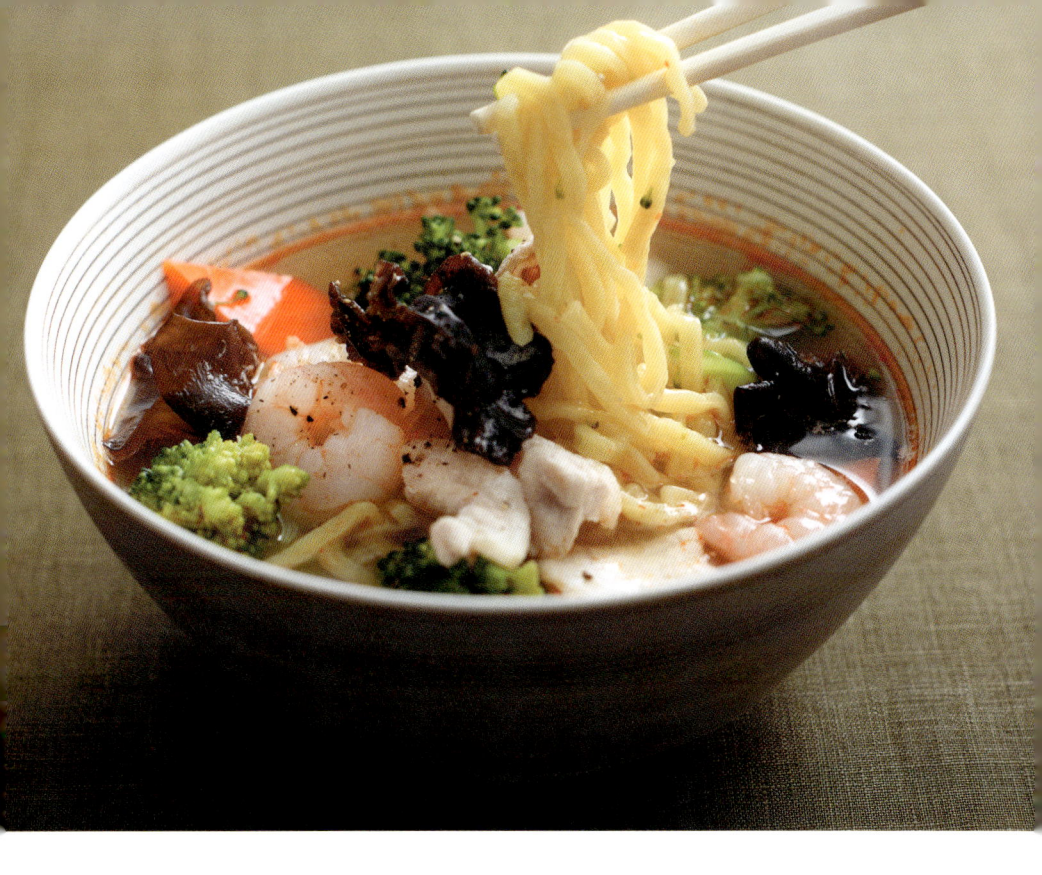

具だくさんで栄養満点、カロリーはひかえめ
五目中華汁そば

368kcal
塩分：2.1g
（1人分）

材料(2人分)

- 豚薄切り肉 …………………… 50g
- むきえび ……………………… 50g
- にんじん ……………………… 50g
- きくらげ ……………………… 4枚
- ブロッコリー ………………… 100g
- 水 …………………………… 2カップ
- **A**
  - たまねぎ氷（解凍。P17参照） ……………… 2個（50g）
  - にんにく（すりおろし） 小さじ1/4
  - 豆板醤 ………………… 小さじ1/2
  - 塩 ……………………… 小さじ1/2
  - ごま油 ………………… 小さじ1
- 鶏がらスープ（顆粒） ……… 小さじ1/4
- 中華麺（生） ………………… 160g

作り方

1. 豚肉は4cm長さに切る。むきえびは背わたを取る。にんじんは短冊切り、きくらげは水で戻して石づきを取り、大きければちぎる。ブロッコリーは小房に分ける。
2. 鍋に水を注ぎ、**A**を加えて火にかける。煮立ったら豚肉と野菜を入れ、豚肉に火が通ったらえびを加え、ひと煮して火を止める。
3. 中華麺はゆでて、湯をきる。
4. 器に**3**を入れ、**2**をかける。

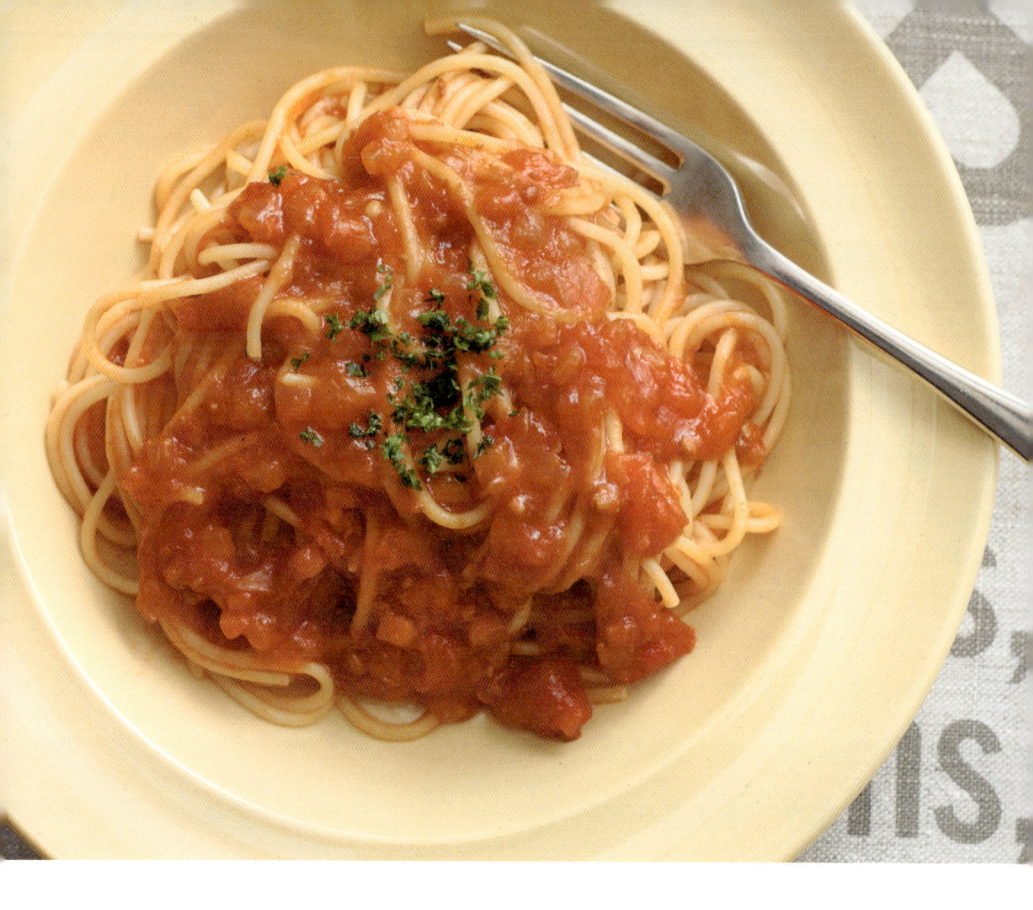

Recipe 104
ミートソースも、たまねぎ氷でかろやかに
スパゲティ・ミートソース

343kcal
塩分：2.2g
（1人分）

材料（2人分）

- ミートソース（市販品）………… 200g
- オイスターソース …………… 小さじ2
- **たまねぎ氷** ……………… 2個（50g）
- スパゲティ（乾）………………… 120g
- パセリ（みじん切り）……………… 少々

作り方

1. 耐熱ボウルにミートソース、オイスターソースを入れ、たまねぎ氷をのせる。
2. 両端を少しずつあけてラップをし、電子レンジ600Wで5分加熱。取り出して混ぜる。
3. 鍋に水1.5ℓを沸かし、塩（分量外）大さじ1と1/2を加えて、スパゲティをゆでる。
4. スパゲティを❷に加えてあえ、器に盛り、パセリをふる。

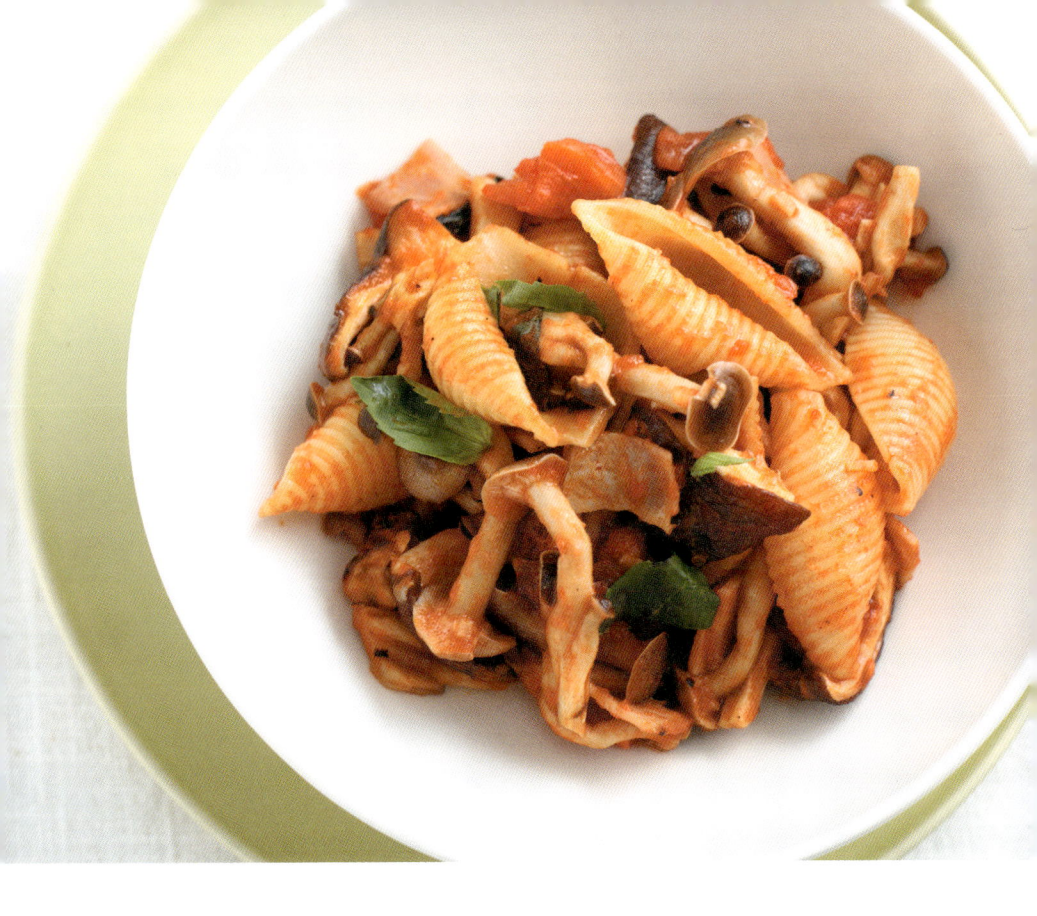

Recipe 105　血糖値を下げる、きのこ、トマト、たまねぎが集結
きのことトマトのパスタ

202kcal
塩分：1.0g
（1人分）

材料（2人分）
コンキリエ（貝殻の形のパスタ・乾）	50g
しめじ	50g
生しいたけ	50g
トマト（水煮）	100g
ベーコン（薄切り）	1枚
オリーブ油	小さじ2
たまねぎ氷（解凍。P17参照）	2個（50g）
にんにく（みじん切り）	小さじ1
バジル	5〜6枚

作り方
1. コンキリエは塩（分量外）を加えた熱湯でゆでる。
2. しめじは石づきを除いてほぐす。生しいたけは軸を除いて放射状に各6個に切る。ベーコンは1cm角に切る。
3. 鍋にオリーブ油を熱し、ベーコンを炒めて脂を出す。たまねぎ氷とにんにく、トマト、きのこを加え、きのこがしんなりするまで煮て、❶を加えてからめる。
4. 器に盛り、バジルをちぎって散らす。

Recipe 106

多彩なフルーツを、ヨーグルトとたまねぎ氷でつなぐ
たまねぎ氷トライフル

90kcal
塩分：0.1g
(1人分)

材料(2人分)
- いちご……………………… 2個
- バナナ……………………… 1/2本
- キウイ……………………… 1/2個
- ヨーグルト（低糖）………… 100g
- **たまねぎ氷（解凍。P17参照）**
  ……………………… 4個(100g)
- ブルーベリー ………… 大さじ2
- ミントの葉 ……………… 少々

作り方
1. いちごはへたを取り、7mm幅の輪切りにする。バナナは皮をむき7mm幅の斜め切りに、キウイは皮をむき7mm幅の輪切りにする。
2. グラス2つにヨーグルトとたまねぎ氷を注ぎ、❶とブルーベリーをのせ、ミントの葉をちぎって散らす。

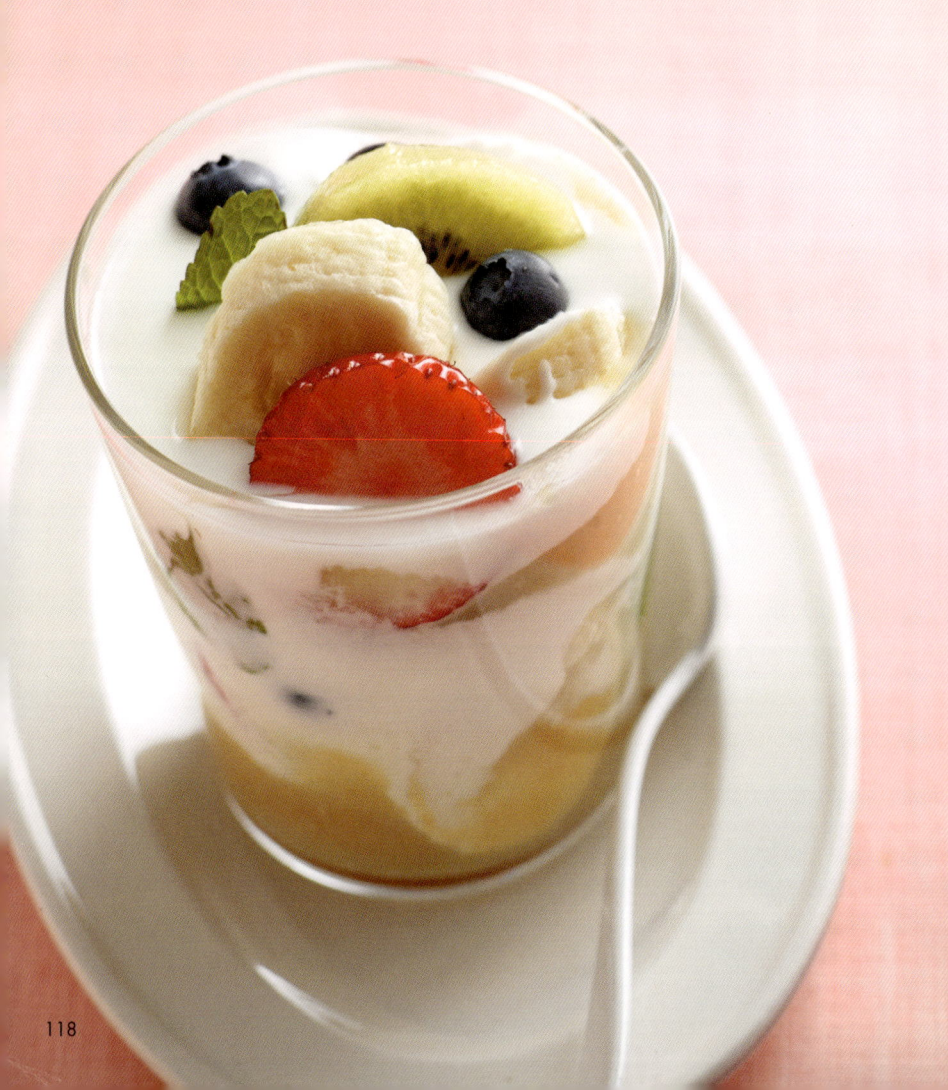

あとがき

「ムラカミ式たまねぎ氷」を使ったレシピの数々、いかがでしたでしょうか？ 前作『病気にならない！たまねぎ氷健康法』がおかげさまでベストセラーになって以来、多くの方々から「次はたまねぎ氷のレシピ集をだしてほしい」とお声をかけていただきました。

　この度、こうして1冊にまとめてお届けできることを、大変うれしく思います。たれやドレッシングからメインのおかず、ダイエットレシピまで、計106品をご紹介させていただきました。

　ポンと入れるだけで、おいしくて、そして健康になるたまねぎ氷。どんなお料理にも合うので、今回ご紹介したレシピ以外にも、ご自分でアレンジしながらためしてみてください。

　最後に、おいしいデザート「たまねぎ氷トライフル」をご紹介して、みなさまとお別れいたします。たまねぎ氷生活を楽しみながら、100歳まで、元気に、長生きしてまいりましょう！

村上祥子

病気にならない！
たまねぎ氷健康レシピ

発行日　2013年3月4日　第1版第1刷

著者	村上祥子
デザイン	ファンタグラフ（河南祐介、島津摩里）
写真	杉田空
スタイリスト	綾部恵美子
編集協力	日高あつ子、野田雅子
校正	柳元順子
編集担当	黒川精一
営業担当	菊池えりか
営業	丸山敏生、増尾友裕、熊切絵理、石井耕平、伊藤玲奈、櫻井恵子、田邊曜子、吉村寿美子、大村かおり、高垣真美、高垣知子、柏原由美、大原桂子、寺内未来子、綱脇愛
プロモーション	山田美恵、谷菜穂子
編集	柿内尚文、小林英史、名越加奈枝、杉浦博道、舘瑞恵
編集総務	鵜飼美南子、髙山紗耶佳
講演事業	齋藤和佳
マネジメント	坂下毅
発行人	高橋克佳

発行所　株式会社アスコム
〒105-0002
東京都港区愛宕1-1-11　虎ノ門八束ビル
編集部　TEL：03-5425-6627
営業部　TEL：03-5425-6626　FAX：03-5425-6770

印刷・製本　中央精版印刷株式会社

ⓒ Sachiko Murakami　株式会社アスコム
Printed in Japan ISBN 978-4-7762-0777-1

本書は著作権上の保護を受けています。本書の一部あるいは全部について、株式会社アスコムから文書による許諾を得ずに、いかなる方法によっても無断で複写することは禁じられています。

落丁本、乱丁本は、お手数ですが小社営業部までお送りください。
送料小社負担によりお取り替えいたします。定価はカバーに表示しています。